W0176130

Peter Ripota
Heilung aus dem Chaos

PETER RIPOTA

HEILUNG AUS DEM CHAOS

DIE NEUE MEDIZIN FÜR DAS WASSERMANN-ZEITALTER

Ariston Verlag · Genf / München

CIP-Titelaufnahme der Deutschen Bibliothek

ZIEGLER, THOMAS:
Heilung aus dem Chaos: die neue Medizin für das
Wassermannzeitalter / Peter Ripota. – Erstaufl. –
Genf; München: Ariston Verlag, 1989
ISBN 3-7205-1527-3
Vw: Ripota, Peter [Pseud.] → Ziegler, Thomas

Gestaltung des Schutzumschlages:
Atelier Höpfner-Thoma, GraphicDesign, BDG, München

Gesamtherstellung: Ebner Ulm
Erstauflage März 1989
Printed in Germany 1989

ISBN 3-7205-1527-3

Inhalt

Widmung

Ich widme dieses Buch jenem Wesen, das mich immer voll akzeptiert hat, in Freud und Leid zu mir hielt, mich auf allen Wegen und Umwegen begleitete und mir den Weg in eine bessere Zukunft zeigte: *meinem Schutzengel.* Ich hoffe, daß ich ihm eines Tages auch wirklich begegnen werde.

Einleitung
oder
Wozu das Ganze?

Ich bin kein Prophet, der Bekenner braucht, sondern nur ein Vermittler geistiger Einblicke in die ewige Heimat des Menschen.

BÔ YIN RÂ

Wir leben am Beginn einer aufregenden Zeit. Wir werden nicht nur langes Haar tragen, wir werden auch Haare lassen müssen. Konsequenterweise verkündete gerade das Musical *»Hair«* in den sechziger Jahren den Anbruch dieser neuen Zeit, des Wassermannzeitalters. Was uns dabei alles erwarten wird, habe ich bereits an anderer Stelle dargelegt *(»Die Geburt des Wassermannzeitalters«)*. Ich werde die dort vermittelten Erkenntnisse in diesem Buch weiterentwickeln und gelegentlich auf sie zurückgreifen.

In erster Linie aber geht es uns hier um *Gesundheit, Krankheit* und *Heilung* im weitesten Sinne dieser Worte. Dabei werden wir uns ebenso auf wichtige Schriften medizinischer Vordenker stützen, wie auf bisher unveröffentlichtes Material gegenwärtiger Mitdenker und auf noch ungeschriebene Schriften zukünftiger Nachdenker. Da im Wassermannzeitalter das Unerwartete zum Alltag wird, gibt es auch in diesem Buch gelegentlich überraschende Darstellungsformen, Einsichten oder Ratschläge. Machen Sie sich nichts daraus; lassen Sie sich verwirren! Nur so kommt die Menschheit weiter. Mit den alten Denkgewohnheiten geht es nicht mehr.

Um aber die eingefahrenen geistig-seelischen Programme zu überwinden, brauchen wir einen Anstoß – und der kann uns manchmal umwerfen.

Ganz ohne Denkschemata geht es aber doch nicht. Irgendeine bestimmte Ansicht von der Welt sollten wir schon haben. In diesem Buch verwende ich dazu die Erkenntnisse der Astrologie. Ich meine damit nicht das, was Sie in den Zeitungen und Zeitschriften lesen, von schlechten Sterndeutern zu hören bekommen oder sogar schon im Fernsehen genießen dürfen. Ich meine auch nicht den Wust von zahllosen Büchern, die sich dem verwirrten Konsumenten in jeder Buchhandlung aufdrängen.

Denn die Astrologie ist, ernsthaft betrieben, ein Erkenntnissystem von hoher Effektivität. Man muß lernen, astrologisch zu denken, dann erschließen sich einem ungeahnte Schätze in der äußeren Welt und in den Welten im Inneren der Menschen. Natürlich sind diese Erkenntnisse auch im Einzelfall anwendbar, durch die verantwortungsbewußte und vorsichtige Deutung eines Individualhoroskops. Doch das Wesentliche des astrologischen Weltbildes liegt in einer ganz anderen Auffassung von Wirklichkeit. Nicht mehr Ursachen sind von Bedeutung, sondern Ziele, nicht mehr Einzelheiten, sondern das Leben in seiner Gesamtheit, nicht mehr klassische Schemata wie Körper – Seele – Geist, sondern eine holistische (ganzheitliche) Auffassung vom Menschen und der Natur.

Alles ist mit jedem verbunden. Der Flügelschlag eines Schmetterlings beeinflußt die Vorgänge in einer fernen Milchstraße. Das ist in etwa die Erkenntnis der modernen Physik und insbesondere der Chaosforschung. Genau das aber sagt auch der sagenhafte Sammler geheimen Wissens, HERMES TRISMEGISTOS (der Gott der Weisheit am dreigefächerten Weg), wenn er behauptet: *Wie oben, so unten; wie außen, so innen; wie in der Welt, so in den Seelen der Menschen –* und umgekehrt.

Lassen Sie sich also entführen in die Wunderwelt des heraufdämmernden Wassermannzeitalters, in die seltsamen Zusammenhänge zwischen Gesundheit und Krankheit, zwischen Tod und Leben, zwischen Leiden und Heilen – und betrachten Sie mit mir die Welt von einer höheren, kosmischen Warte aus. Staunen Sie über das, was Sie dabei sehen werden – denn vieles davon ist reichlich ungewohnt!

PETER RIPOTA

1

Drei Märchen oder Was ist Heilung?

Ich glaube, daß die Krankheiten Schlüssel sind, die uns gewisse Tore öffnen.

André Gide

Da man im Wassermannzeitalter zwischen Realität und Fiktion nicht mehr wird unterscheiden können, beginnt dieses Buch konsequenterweise mit drei Märchen, die keine Märchen, sondern wahre Geschichten sind – so wie alle wirklichen Märchen.

Das Märchen vom Kind, das die Sterne liebte

Es war einmal ein kleines Mädchen, das litt unter einer unangenehmen Krankheit. »Neurodermitis« nennen sie die Ärzte. Unser kleines Mädchen wußte nur, daß es überall und immer juckte. Und so kratzte es sich, bis die Haut blutig wurde und die Eltern ihm in ihrer Verzweiflung einen Verband anlegten. Doch das Jucken wurde dadurch nicht besser.

Eines Tages saßen das kleine Mädchen und seine jungen Eltern im Garten und sahen den Sternen zu. Einer von ihnen war besonders schön. Gelb und ruhig strahlte er milde auf die Erde hernieder. Er gefiel dem kleinen Mädchen so sehr, daß es seine Eltern fragte, wer das sei. »Das ist der Jupiter«, sagten sie ihm. Und sie fügten hinzu: »Das war früher einmal ein Gott.«

Das kleine Mädchen wußte, daß Götter etwas Besonderes sind und daß sie große Macht haben. »Kann mir der Jupiter helfen?« fragte es, und seine Eltern waren klug genug, die Frage nicht gleich vernünftig zu beantworten. »Natürlich«, sagten sie, »aber du mußt ihm dafür etwas schenken.«

So malte das kleine Mädchen ein prächtiges Bild und legte es vor dem Einschlafen auf die Wiese, und am anderen Morgen war das Bild verschwunden. »Jupiter«, erklärten ihm die Eltern, »hat dein Opfer angenommen.« Und sie lächelten verschmitzt.

Von diesem Tag an nahm der Juckreiz ab. Jeden Abend betrachtete das kleine Mädchen den goldenen Stern, und jeden Tag wurde es besser. Nach einigen Wochen war die Krankheit verschwunden – für immer.

Das Märchen vom Mann, der sich zu viele Gedanken machte

Es war einmal ein junger Mann, der hatte viele Sorgen. Das Geld reichte nicht, denn seine Frau liebte den Luxus. Die Zeit reichte nicht, denn abends wollte er sich um seine beiden kleinen Kinder kümmern, doch er mußte auch in der Freizeit viel arbeiten. Die Energie reichte nicht, denn die Arbeit forderte ihn sehr, und abends oder am Wochenende kam er auch nicht zur Ruhe.

Vom vielen Kopfzerbrechen bekam er Kopfschmerzen, mindestens einmal die Woche, bis spät in die Nacht hinein. Und nichts half. Er nahm Kräutertees und versuchte es mit autogenem Training. Seine Gattin verschrieb ihm homöopathische Mittel und Akupressur. Doch nichts wirkte. Und dann kam eine Folge von drei Katastrophen.

Erst kündigte ihm die Firma, und nun war er die Arbeit los. Dann kündigte ihm der Hausherr, und er war die Wohnung los. Zuletzt kündigte ihm die Gattin – sie war erst in die Arme einer Sekte und danach ins Bett eines Mitläufers gestolpert –, und er war die Familie los. Jetzt hatte er nichts mehr, worüber er sich den Kopf zerbrechen konnte. Und siehe da: Nun war er auch seine Kopfschmerzen los!

Das Märchen von der Frau, die niemals klagte

Es war einmal eine Frau, die sich immer nur für andere aufopferte. So hatte sie es bei ihrer Mutter erlebt, so machte sie es selbst. Als ältestes Kind kümmerte sie sich um die jüngeren Geschwister, und sie klagte nie. Sie heiratete früh, und ihr Mann erlitt schon nach wenigen Jahren einen Herzinfarkt, so daß sie ihn lange Zeit pflegen mußte. Doch das war sie gewohnt. Sie kümmerte sich auch rührend um ihren Sohn, der, körperlich leicht behindert, mehr Zuwendung als andere Kinder brauchte. Nachdem ihr Mann gestorben und ihr Sohn in die weite Welt gezogen war, pflegte sie ihre alte, gebrechliche Mutter. Und immer dachte sie dabei an andere, nie an sich selbst.

So ignorierte sie auch die Geschwulst in ihrer Brust, obwohl sie ahnte, daß es sich dabei um etwas Lebensgefährliches handeln konnte. Aber sie hatte keine Zeit für die eigene Krankheit.

Bis auf den Tag, als ihre Mutter starb und sie niemanden mehr hatte, um den sie sich hätte sorgen können. Ihr Leben war plötzlich sinnlos und leer. Sie hatte auf einmal Zeit für sich – eine ungewohnte Sache. Und so konnte sie ihre Krankheit auch nicht länger verleugnen. Sie ging zum Arzt. Der schickte sie mit ernster Miene ins Krankenhaus, wo man sie operierte – einmal, ein zweites Mal, dann ließ man sie wieder nach Hause. Und sie wußte, daß sie sterben würde.

Zum erstenmal in ihrem Leben hatte sie Zeit zum Nachdenken. Sie konnte nichts mehr versäumen, nichts mehr verlieren, niemanden verletzen. Sie traf einen alten Freund, der ihr die Augen öffnete und den Weg zu ihr selbst ebnete. Sie erkannte, wie sie ihr Leben vergeudet, ja, wie sie gar nicht gelebt hatte. Immer war sie für andere dagewesen – aus Feigheit, nicht aus Liebe. Sie hatte die Verantwortung für sich selbst abgelehnt, hatte sich vor einem eigenen Leben gedrückt. Sie hatte funktioniert und reagiert, gedient und geschwiegen.

In dieser letzten Phase ihres Lebens wurde ihr vieles klar, und sie schloß Frieden mit ihrer Seele. Als sie starb, war sie heiter, gelöst, eins mit sich selbst.

Was sollen uns diese Märchen sagen? Erstens zeigen sie uns, daß Begriffe wie Krankheit, Gesundheit und Heilung nicht immer das bedeuten, was wir uns darunter vorstellen. Und zweitens geben sie uns erste Hinweise auf die astrologische Betrachtungsweise medizinischer Probleme.

Im ersten Fall geschah die Heilung durch Autosuggestion, einen Placebo-Effekt, durch das Eingreifen eines Gottes oder rein zufällig. Welche Erklärung zutrifft, können Sie sich selbst aussuchen. Es ist nicht so wichtig. Vom Standpunkt der Astrologie aus war es das *Jupiterprinzip*, das die Heilung bewirkte. Jupiter hat in der Astrologie ähnliche Eigenschaften wie der Gott gleichen Namens. Er ist großzügig, »jovial«, meist gutmütig. Er bewirkt Wachstum, Entspannung, Regeneration zerstörten Gewebes, Wohlwollen, Glück und Erfolg. Nach klassischer astrologischer Auffassung sollte jeder Heilende einen gutgestellten Jupiter im Horoskop haben. Das kleine Mädchen wurde durch ihn geheilt – auf welche Art auch immer.

Nun sehen Sie schon, worauf es in der astrologischen Weltsicht ankommt. Es geht um übergreifende *Prinzipien*, die in ganz unterschiedlichen Dingen, Menschen, Tieren, Pflanzen, Göttern oder Energien realisiert werden können. In welcher Form der Verwandlungskünstler ZEUS wirklich auftritt, ist nicht so wichtig. Sein Einfluß, sein Wirken, seine typischen Energien kommen immer zum Vorschein. Die Astrologie denkt nicht kausal, nicht logisch, nicht objektiv-beschränkt. Für sie geht es um kosmische Energien, die irgendwoher kommen und anhand des Laufs der Gestirne berechenbar sind; was aber keineswegs heißt, daß die Gestirne diese Energien bewirken.

Beim zweiten Märchen sehen wir, daß die Krankheit allzuoft in den Lebensumständen und nicht etwa im Körper des Kranken liegt. Darum versagten auch alle Mittel, während die Erkrankung andererseits sofort verschwand, als sich die äußeren Verhältnisse radikal änderten. Das geschah durch das astrologische Prinzip des *Uranus.* Bei den alten Griechen war er der *Gott des Chaos*, und wir werden im Verlauf dieses Buches noch sehen, wie wichtig er für das kommende Zeitalter sein wird. Uranus zerbricht eingefahrene Strukturen, bringt Katastrophen, befreit aber dadurch die Menschen, die vor der Freiheit Angst haben und sich lieber an die gewohnten Ketten klammern.

So auch in diesem Fall: Dadurch, daß plötzlich, unerwartet, scheinbar aus dem Nichts alles Gewohnte verschwand und die bürgerliche Sicherheit in Scherben ging, verschwand auch das Bedrückende, das den Kopf zu sprengen gedroht hatte. Die Gedanken waren nunmehr frei, der Patient gesund. Die Heilung bestand hier also nicht unmittelbar in der Beseitigung der Erkrankung, sondern in der Änderung des Lebens. Dadurch entfiel der Grund für die körperlichen Symptome, und der junge Mann (der Verfasser dieses Buches) wurde gesund.

Im dritten Fall können wir das Phänomen der Heilung nur schwer verstehen: Denn die Frau wurde dadurch geheilt, daß sie starb. Sie fand ihr Seelenheil um den Preis ihres Lebens.

Ein Astrologe kann das sofort begreifen. Er weiß, daß hier der Planet *Pluto* beteiligt war, der Gott der Unterwelt, das Prinzip der tiefgreifenden Wandlung, der Metamorphose, des Sterbens und Wiedergeborenwerdens. Indem die Frau starb, erwachte ihre Seele, indem sie dem Tod ins Auge blickte, wurde sie für kurze Zeit lebendig. Ihr Leben verlief wie das einer Eintagsfliege, die den Großteil ihres Erdendaseins im trüben Wasser verbringt. Nach der Häutung erlebt sie einen einzigen Tag in Luft, Licht und Liebe, um dann endgültig zu sterben.

Das *Plutoprinzip* aber kennt keinen endgültigen Tod. Aus der Tiefe kommen nicht nur Feuer und Schwefel, Schlamm und Asche, Tod und Vernichtung. Die Tiefe bringt die größten Schätze der Menschen, und zwar ebenso im materiellen (in der Erde, in der Tiefe des Meeres) wie im übertragenen Sinne. In der Tiefe der Seele liegt alles Schöpferische, das sich dämonisch oder lichtvoll äußern kann. Es ist der Mensch, der das, was zum Vorschein kommt, mit wertenden Vorzeichen versieht. Die todbringende Lava macht den Boden überaus fruchtbar. Darum siedeln sich Menschen immer wieder an Vulkanhängen an. Ohne den Tod gibt es kein neues Leben. Für diejenigen, die an die Wiedergeburt glauben, markiert der Tod des Körpers einen neuen Abschnitt im Leben der Seele. In diesem Sinne sind »Geburt« und »Tod« eins.

Auf den folgenden Seiten werden Sie mehr über das astrologische Denken erfahren. Astrologie ist keine fertige Wissenschaft mit statistisch untermauerten Erkenntnissen. Astrologie ist wie eine Brille, die das Sehen schärft und den Blick weitet.

2

Ist hier jemand krank? oder Warum es viele Gesundheiten und wenige Gesunde gibt

Unmittelbar vor seinem Tode sagte RABBI ZUSIA:
»In der Welt, die mir bevorsteht, wird man mich nicht fragen: Warum bist du nicht Moses gewesen? Man wird mich fragen: Warum bist du nicht Zusia gewesen?«

(JÜDISCHE WEISHEIT)

Ein Buch über Gesundheit und Krankheit, über Medizin und Heilen sollte zunächst die Begriffe definieren, von denen es handelt. Doch das ist gar nicht so leicht. Es scheint einfacher zu sein, über Krankheiten zu sprechen, als den Begriff »Gesundheit« exakt festzulegen. Da wir in diesem Buch (und in diesem Zeitalter) mehr Fragen stellen als Antworten finden, können wir zumindest das Problem an einigen Beispielen verdeutlichen. Ich schildere Ihnen jetzt wieder drei Fälle, zwei echte und einen erdachten, die die ganze Problematik unserer medizinischen Begriffe aufzeigen. Diesmal verzichte ich auf ein Versteckspiel, sondern nenne gleich die Namen.

STEPHEN HAWKING gehört zu den bedeutendsten theoretischen Physikern unserer Zeit. Manche vergleichen ihn sogar mit Einstein. Er hat sich mit der Entstehung des Universums und dem seltsamen Verhalten von Schwarzen Löchern beschäftigt, ein Buch über die Zeit geschrieben und in zahlreichen Publikationen unsere Auffassung von der Welt und vom Kosmos revolutioniert. Er ist einer der brillantesten Köpfe der Gegenwart. Aber Hawking ist unheilbar krank.

Eine langsam fortschreitende Lähmung fesselt ihn an den Rollstuhl. Er kann sich nicht bewegen, nicht mehr schreiben, kaum mehr sprechen. Nur sein Verstand bleibt weiterhin aktiv, unbeeinflußt vom unaufhaltsamen Zerfall seines Körpers. Ist dieser Mensch gesund?

REINHOLD MESSNER ist der bekannteste Bergsteiger unserer Zeit. Als erster Mensch erklomm er den höchsten Berg der Erde ohne Sauerstoffmaske, eine Leistung, die niemand für möglich gehalten hätte. Doch die Besteigung des Mount Everest war keineswegs sein einziger Erfolg. Er hat sich das Ziel gesetzt, alle Achttausender zu bezwingen – allein und ohne Sauerstoffmaske. Bei diesen Expeditionen ging er oft haarscharf am Tode vorbei. Sein Bruder stürzte während einer solchen Expedition vor seinen Augen ab. Das hinderte Messner nicht daran, immer wieder die Region des Todes aufzusuchen. Bis jetzt hat er überlebt. Aber warum macht er das? Ist dieser Mensch gesund?

Als drittes Beispiel konstruieren wir den Fall zweier einander sehr ähnlicher Menschen. Sagen wir, es wären eineiige Zwillinge mit einer besonderen Veranlagung zur Gewalttätigkeit. Dabei setzen wir voraus, daß es eine Art »Gewalt-Gen« gibt, was sicher nicht zutrifft. Diese Hypothese soll uns nur eine bestimmte Fragestellung vor Augen führen.

Die beiden gleichen Brüder wachsen getrennt auf und führen ein höchst ungleiches Leben. Der eine, nennen wir ihn KAIN, lebt seine Anlage voll aus. Als Kind ist er schwer zu bändigen und liefert sich oft blutige Schlägereien mit seinen Kameraden. Als Jugendlicher kommt er zum erstenmal mit dem Gesetz in Konflikt. Als Volljähriger erlebt er die Schrecken eines Gefängnisaufenthaltes. Kurz nach seiner Entlassung wird er in einen Streit mit tödlichem Ausgang verwickelt. Ob er am Tod des anderen schuld war, kann nicht eindeutig geklärt werden. Seine Laufbahn scheint vorgezeichnet. Er ist auf die schiefe Bahn geraten, und es ist fraglich, ob er sie aus eigener Kraft wieder verlassen kann.

Sein Bruder, nennen wir ihn ABEL, versucht – unterstützt durch entsprechende Lebensumstände – von Anfang an, seine destruktiven Triebe zu beherrschen. Er lernt »etwas Ordentliches«, ärgert sich über den Chef, streitet aber nicht mit den Kollegen, sondern schluckt alles hinunter. Nur abends in der Disko tobt er sich aus. Nach einiger Zeit entwickelt Abel ein Magengeschwür, das medikamentös behandelt wird. Die Medikamente verschlimmern den Zustand, es kommt zu Magenblutungen, er gerät in die Mühlen des Krankenhausbetriebs, und ein Teil seines Magens wird ihm herausoperiert. Seitdem ist er verstümmelt.

Und nun die Frage: Wer von den beiden Brüdern ist gesund?

Gehen wir auf die drei Fälle etwas näher ein. Dabei werden wir wieder etwas über Astrologie lernen. Im Falle des Physikers sehen wir, daß die Begriffe »Krankheit« und »Gesundheit« offenbar auf verschiedenen Ebenen der menschlichen Existenz gleichzeitig gültig sein können. Mit anderen Worten: Jemand kann körperlich krank, aber seelisch gesund sein. Auch das Umgekehrte ist natürlich möglich. Ein Schizophrener oder ein Depressiver kann körperlich völlig gesund sein, und trotzdem wird er nicht als Gesunder betrachtet. Die Frage lautet also: Wann ist jemand gesund? Nur dann, wenn Körper, Seele und Geist gesund sind? Oder genügt ein gesunder Körper? Oder sind Seele und Geist wichtiger? Oder muß gar die Umwelt (Familie, Gesellschaft, die Menschheit als Ganzes) mit einbezogen werden?

Wir neigen dazu, jemanden als krank zu bezeichnen, wenn einer dieser Teilbereiche erkrankt ist. Daraus ergibt sich umgekehrt eine Definition der Gesundheit, die mit Wilhelm Buschs ironischer Feststellung vergleichbar ist:

> »Das Gute, dieser Satz steht fest,
> ist stets das Böse, das man läßt.«

Oder, auf unsere Fragestellung übertragen: *Gesund ist, wer nicht krank ist.* Herbert Fritsche drückt das noch markanter aus: »Ein Gesunder ist ein Kranker minus Krankheitserreger.« Ob diese Definition »richtig« ist, steht nicht zur Debatte. Wir wollen nur die Konsequenzen erforschen.

Nach dieser Definition ist beispielsweise (wenn man nur ein wenig die Begriffe verwirrt) jeder gesund, der seine Krankheits*symptome* unterdrückt, insbesondere ein Manager, der keine Zeit zum Kranksein hat, oder auch der Krebskranke, der sein Leiden jahrelang erfolgreich verdrängt. In letzter, makabrer Konsequenz müßte man dann auch einen Toten als gesund bezeichnen, denn ihm fehlt ja nichts (außer dem Leben). Jedenfalls hat er keinerlei Krankheitssymptome vorzuweisen.

Eine solche Auffassung von Gesundheit ist weitverbreitet, aber nicht besonders befriedigend. Sie besagt nur, daß wir alles vermeiden sollten, was unsere Funktionsfähigkeit beeinträchtigt. Damit ist diese Auffassung dem industriellen Zeitalter mit seinen Reglementierungen und Normen sehr angemessen, nicht aber dem postindustriellen Wassermannzeitalter, in dem Individualismus großgeschrieben wird.

Suchen wir also nach einer anderen Definition. Die *Weltgesundheitsorganisation* (WHO) hat bereits in den fünfziger Jahren Gesundheit als *körperliches, geistiges und soziales Wohlbefinden* definiert. Beachtlich an dieser Definition ist die Einbeziehung der menschlichen Umwelt. Eine kranke Gesellschaft kann keine gesunden Menschen hervorbringen. Hier hat die Konfrontation mit den Problemen der Entwicklungsländer den Blick geschärft.

Dennoch ergeben sich – mit etwas bösem Willen – auch aus dieser Definition leicht merkwürdige Folgerungen. So ist »geistig« – subjektiv – sicherlich jeder gesund, wenn er schläft, denn dann kann man annehmen, daß er sich wohl fühlt. Aber auch der Süchtige im Rausch wäre nach dieser Definition ein Gesunder, denn er fühlt sich besonders wohl. Nicht zuletzt ist jeder gesund, der die Gegebenheiten seines Wesens, die Beschränkungen von Körper, Seele, Geist und Gesellschaft akzeptiert und für gut befindet. So steht es schon in der *Bibel*: »Selig, die ihre geistigen Grenzen kennen (die »Armen im Geiste«), denn ihrer ist das Himmelreich«. Der anonyme Staatsbürger, der Untertan, der Duckmäuser und der Konformist – sie alle sind gesund. Das aber kann nicht das Ziel der Menschheit sein.

Die bisherigen Definitionen von Gesundheit sind zu statisch, zu negativ, zu abgeschlossen. Auf der Suche nach einer konstruktiven, dynamischen Definition von »Gesundheit« werden wir bei einem deutschen Homöopathen und Mystiker fündig. Herbert Fritsche hat ein Buch mit dem bemerkenswerten Titel *»Die unbekannten Gesundheiten«* geschrieben, in dem er unsere traditionellen Auffassungen von Gesundheit und Krankheit auf den Kopf stellt. Es gibt nicht viele Krankheiten, sondern nur eine einzige, die sich zu unterschiedlichen Zeiten unterschiedlich äußern kann. Sie hat keinen Namen, außer dem des Betroffenen, denn es ist stets *seine* Krankheit. Dafür gibt es nicht nur eine Gesundheit, sondern deren viele. Sie alle sind auf den einzelnen bezogen, tragen also wiederum dessen Namen. Übrigens vertrat schon lange vor Fritsche der griechische Arzt GALENOS die gleiche Erkenntnis, als er sagte: »Es gibt keine Krankheiten, nur kranke Menschen.«

Aber auch FRIEDRICH NIETZSCHE, ironischer Verkünder des Übermenschen, hat dazu bereits bemerkenswerte Gedanken entwickelt. In seiner *»Fröhlichen Wissenschaft«* stellt er fest:

»Wir Neuen, Namenlosen, Schlechtverständlichen, wir Frühgeburten einer noch unbewiesenen Zukunft – wir bedürfen zu einem neuen Zweck auch eines neuen Mittels, nämlich einer neuen Gesundheit, einer stärkeren, gewitzteren, zäheren, verwegeneren, lustigeren, als alle Gesundheiten bisher waren.«

Und er fährt fort:

»Diese große Gesundheit ist eine solche, welche man nicht nur hat, sondern auch beständig noch erwirbt und erwerben muß, weil man sie immer wieder preisgibt, preisgeben muß.«

Zurück zu Fritsche. »Gesundheiten« sind nach ihm »die Ziele, zu denen der Arzt seine Kranken hinbehandeln soll«. Danach ist derjenige gesund, der »auf dem Weg zu seinen Wipfeln« ist. Anders ausgedrückt: Gesund ist, *wer sein Potential kennt und nach Selbstverwirklichung strebt.* Übrigens setzt Fritsche die »Wipfel« (also die Zukunft) mit den »Wurzeln« (also mit der Herkunft) eines Menschen gleich. Aus dieser Definition ergeben sich einige bemerkenswerte Konsequenzen.

So ist Gesundheit in diesem Sinne immer zeitgebunden,

besser gesagt: abhängig vom Entwicklungszustand des Menschen. Für ein Kind ergibt sich eine andere Definition als für einen Jugendlichen, für einen Erwachsenen eine andere als für einen Greis. In welcher Form jemand sein Potential verwirklichen kann, hängt von seinen inneren und äußeren Möglichkeiten ab, also davon, in welchem Entwicklungsstadium er sich befindet und was seine Umgebung zuläßt (oder welche Umgebung er sich aussucht oder schafft).

Noch ein letztes Beispiel von Fritsche: Für ihn war Honoré de Balzac ein gesunder Mensch, obwohl er seinen Schaffensräuschen stets Räusche des Schlemmens folgen ließ. Dagegen war der hypochondrische neunzigjährige Rokkefeller, der im Greisenalter nur noch Ammenmilch zu sich nahm, weil er es auf hundert Jahre bringen wollte, auch ohne klinische Befunde krank. Ein Altern ohne Würde, so Fritsche, ist ungesund.

Fritsches Definition schlägt nun eine bemerkenswerte Brücke zur Astrologie. Denn auch das Horoskop eines Menschen zeigt seine *Möglichkeiten* auf, nicht etwa seinen gegenwärtigen Zustand! Was er oder sie damit macht, hängt von vielen anderen Faktoren ab, die im Horoskop nicht zu sehen sind. So finden wir im Horoskop von Reinhold Messner einen Aspekt, der in der klassischen Astrologie auch als »Todesaspekt« bezeichnet wird (eine spannungsreiche Verbindung zwischen den Planeten Mars = Energie und Saturn = Blockade). Er bedeutet, etwas weniger dramatisch formuliert, daß Menschen mit dieser Konstellation sich selbst ständig Hindernisse in den Weg legen und dadurch unzufrieden, »frustriert« und blockiert werden.

Messner nun hat die Konsequenzen daraus gezogen und jene Umwelt gesucht, die ihm den größten Widerstand entgegenbringt. Er ist in die Region des ewigen Todes gestiegen, nicht nur einmal, sondern immer wieder. Er hat seinen Aspekt konstruktiv bewältigt, sein Potential ausgelebt, sich selbst (gemäß seiner astrologischen Anlage) verwirklicht. In diesem Sinne ist Messner »gesund«, obwohl er dem Normalbürger vielleicht nicht so erscheinen mag: Denn welcher vernünftige Mensch steigt schon freiwillig ohne Atemmaske und allein auf den höchsten Berg der Erde?

Das Ausleben des eigenen Potentials aber genügt noch nicht für ein erfülltes Leben, wie uns das dritte Beispiel zeigt. Hier ist zweifellos KAIN, indem er sein Gewaltpotential verwirklicht, der »gesündere«. (Astrologisch gesehen handelt es sich um eine spannungsreiche Verbindung zwischen den Planeten Mars = Aggression und Pluto = vulkanische Verstärkung.) Doch ihm fehlt das, was wir als »konstruktiv« bezeichnet haben. Er hält sich nicht an die Spielregeln der Gesellschaft, die es – zumindest in unseren Tagen – praktisch jedermann erlauben, seine Möglichkeiten sinnvoll auszuschöpfen. »Sinnvoll« heißt: nicht gegen die anderen, sondern zusammen mit ihnen; nicht selbstzerstörerisch, sondern fördernd; nicht isoliert, sondern in Übereinstimmung mit den Wertvorstellungen der Umgebung.

Eine solch »sinnvolle« Möglichkeit könnte in diesem Fall eine sportliche Betätigung bieten, etwa als Fußballspieler (Gewalt gegen andere) oder als Leistungssportler (Gewalt gegen den eigenen Körper). Mars-Pluto kann auch bedeuten: Mit ungeheurem Einsatz etwas aus der Tiefe hervorholen, denn schließlich ist Pluto der Gott der Unterwelt und ihrer Schätze. Das erinnert zunächst an die Tätigkeit eines Minenarbeiters: ein Beruf, der allerdings nicht viel Prestige und noch weniger Zukunft hat. Aber durch diesen Aspekt könnte auch ein ökologisches Projekt realisiert werden, bei dem verborgene Abfälle oder Gifte an die Oberfläche befördert werden. Schließlich kann der Aspekt auch ins Geistige transportiert werden (abhängig von anderen astrologischen Faktoren und vom Entwicklungszustand des Individuums). Dann könnte aus Kain ein Reporter werden, der Skandale aufdeckt und damit Karrieren zerstört – alles recht positive Auswirkungen eines scheinbar negativen Aspekts. Aber es gibt in der Astrologie nichts Negatives. Alles ist relativ.

Im nächsten Kapitel werden wir ein wenig genauer auf die Grundlagen der Astrologie eingehen.

3

Sterne im Herzen
oder
Warum sich alle Astrologen irren

Der Wissende ist noch nicht soweit wie der Forschende, der Forschende noch nicht soweit wie der heiter Erkennende.

KONFUZIUS

Vor einiger Zeit besuchte ich eine sehr selbstbewußte Dame, der ich im Verlauf des Gesprächs das Horoskop deutete. Einer ihrer Aspekte kam auch in meinem Horoskop vor, nämlich ein Spannungsaspekt zwischen Venus (Liebe) und Pluto (geheime Macht, Schwarzes Loch). (Die Planeten haben natürlich viele Bedeutungen, aber es hilft oft, mit Kurzbezeichnungen zu operieren und diese miteinander zu verknüpfen.) Da ich die (meist unangenehmen) Auswirkungen dieses Aspekts sehr gut kannte, schilderte ich ihr meine eigenen Erfahrungen, mit zahlreichen Einzelheiten, und tat so, als ob das alles auch auf sie zuträfe. Mit dieser Methode hatte ich bisher immer verblüffende Erfolge erzielt, denn die Leute fragen meist erstaunt: Und das steht alles im Horoskop?

Doch diesmal fiel ich rein, und zwar ganz schön. Nichts, aber auch gar nichts von blumig ausgemaltem Liebesleid traf bei ihr zu. Und ich, der ich mich als der große Astrologe aufgespielt hatte, stand blamiert vor den Scherben meiner Kunst. Wie konnte so etwas geschehen?

Im weiteren Verlauf des Gesprächs kam ich dann dahinter. Natürlich war auch bei ihr der Aspekt wirksam, denn die Energien der Sterne sind immer aktiv. Aber als selbstbewußter Mensch hatte sie früh zu einer *positiven* Form der Gestaltung dieser Energien gefunden. Venus bedeutet ja auch »Kunst« und Pluto die »Masse«. So hatte sie die geheime und weitreichende Macht des Pluto auf künstlerische Aktivitäten gerichtet und im Theater bei ihren Auftritten die Wirkung ihrer Person auf die Zuschauermassen genau berechnen können.

Daraus sollten wir etwas lernen. Abgesehen davon, daß »Erfahrung« immer ein schlechter Führer ist (mit »Intuition« geht's viel besser), zeigt diese kleine Episode deutlich, was Astrologie *nicht* ist. Im Horoskop eines Menschen steht nämlich *nicht*, wie er ist, wie er lebt, welche Probleme er hat und welche Fähigkeiten er realisiert. Was also finden wir dann im Horoskop?

Um das zu erklären, machen wir einen kleinen Ausflug in die seltsame Welt der Quantenphysik. Hier gibt es »Wahrscheinlichkeitswellen«, und die Physiker haben sich noch immer nicht darauf geeinigt, was das überhaupt bedeuten soll. Und vor allem kommt es bei einer genaueren Analyse des Meßvorgangs im subatomaren Bereich zu höchst eigenartigen Vorfällen, die schon ALBERT EINSTEIN erkannte und kritisierte: Es sieht nämlich so aus, als »wüßten« zwei beliebig weit voneinander entfernte Elektronen »voneinander« – vorausgesetzt, sie standen sich einmal sehr nahe. Das aber kann gar nicht sein, denn wie sollte eine solche Information übertragen werden?

Die Physiker verstecken sich hinter dem Argument, ihre Formeln gestatteten es ihnen, die Welt korrekt zu erfassen und vorhersagbar zu beeinflussen. Und damit haben sie recht. Aber das ist keine Antwort auf Fragen, die uns im tiefsten Inneren bewegen.

Eine sehr originelle Lösung beunruhigender philosophisch-weltanschaulicher Probleme fanden die Physiker DEWITT und EVERETT. In ihrer Vielweltentheorie spaltet sich die Wirklichkeit in jedem Augenblick in unendlich viele Welten, die sich alle unendlich wenig voneinander unterscheiden. Wo diese Welten alle liegen, darüber kann man nichts sagen. Vermutlich sind es irgendwelche höheren Dimensionen, die uns im allgemeinen unzugänglich sind. Übrigens haben die Science-fiction-Autoren solche Ideen schon viel früher in ihren fantastischen Erzählungen ausgearbeitet. Da Zeitreisen in der SF-Literatur ein sehr beliebtes Thema sind, bot sich in der These von Parallel- oder Alternativwelten eine befriedigende Lösung der Paradoxien, die bei solchen Reisen auftreten können.

Zu ähnlichen Erkenntnissen gelangte der deutsche Gelehrte BURKHARD HEIM, der den Traum ALBERT EINSTEINS realisierte und eine vereinheitlichte Theorie aller physikalischen Erscheinungen fand. Aus seinen Formeln ergibt sich, daß unsere Welt aus sechs Dimensionen besteht: dreimal Raum, einmal Zeit, und der Rest ist schwer zu deuten. Immerhin haben sich andere Forscher an einer Deutung der beiden Zusatzdimensionen versucht. Danach scheint die fünfte Dimension so etwas wie eine Achse von Parallelwelten zu sein. So kommen wir auch über Heims Theorie wieder zu den vielen Welten von deWitt und Everett. Bloß – was hat das mit Astrologie zu tun?

Sehr viel. Stellen Sie sich einmal vor, Sie selbst seien fünfdimensional. Ihr Körper weitet sich zu einem langen Schlauch, der sich durch die vierte Dimension, die Zeit, erstreckt. In Richtung Geburt wird er immer kleiner, und nach dem Tod zerfällt er langsam, bekommt Risse und Löcher. Das gleiche stellen Sie sich jetzt in der fünften Dimension vor. Hier wird es allerdings schwierig, die Form Ihres Körperschlauchs zu beschreiben, denn wir wissen ja nicht, wie die Parallelwelten aussehen. Möglicherweise enden Sie in der einen Richtung als grünhäutiges, vielarmiges Monster, während Sie in der anderen zu einer Amöbe rückdegenerieren.

Ihr Horoskop ist nun eine abstrakte Beschreibung aller dieser Parallelwelten. Es enthält also nicht nur Sie, wie Sie hier und jetzt existieren, sondern sämtliche *Möglichkeiten* – die nach der Vielweltentheorie auch tatsächlich in anderen Universen realisiert wurden. Und darum lügen Ihnen alle Astrologen etwas vor, wenn sie auf Grund ihres Horoskops behaupten: So sind Sie. Die korrekte Aussage muß lauten: *So könnten Sie sein.*

Dazu kommt noch ein weiterer Gesichtspunkt. Astrologische Faktoren sind in unserer Sprache am besten als *Energien* beschreibbar. In welcher Form sich diese Energien aber auswirken, kann man nicht vorhersagen. Es hängt von vielen Umständen ab, nicht zuletzt vom freien Willen des einzelnen, der es in der Hand hat, die Energien in Bahnen zu lenken, die ihm ein inneres Wachstum ermöglichen. Das ist es, was ich »konstruktiv« nenne.

Bleiben wir noch ein wenig bei den Grundlagen der Astrologie. Ich will hier nicht auf die Frage eingehen, wie die Astrologie funktionieren könnte; das habe ich an anderer Stelle ausführlich getan. Aber wenn wir schon die Thesen dieses Buches auf astrologische Konzepte und Erfahrungen stützen, dann sollten wir uns auch einige Gedanken darüber machen, ob die Astrologie eine Wissenschaft ist oder nicht, was dafür spricht und was dagegen.

Was ist überhaupt Wissenschaft? Nehmen wir als Beispiel die wohl anerkannteste aller Wissenschaften, die Physik, und schauen wir uns an, was ihre Methoden auszeichnet. Vergleichen wir dann jeweils, wie sich die Astrologie in dementsprechender Hinsicht verhält.

Wenn wir es uns ganz einfach machen wollen, können wir jede Wissenschaft nach ihren Grundelementen, den Verknüpfungsregeln und den Überprüfungsprozeduren beurteilen. Die *Grundelemente* der Physik sind Kräfte, Teilchen, Felder, Wechselwirkungen und andere exakt definierte Erscheinungen, je nach physikalischem Teilgebiet. In der Astrologie sind es Planeten, Tierkreiszeichen, Häuser, Aspekte, Halbsummen, sensitive Punkte und so weiter, je nach astrologischer Schule. Im Gegensatz zu den Elementen der Physik fehlt den astrologischen Konzepten die mathematische Strenge. Aber klar genug sind sie definiert, und ihre Berechnung erfolgt nach streng wissenschaftlichen (astronomischen) Regeln.

Die astrologischen Elemente, also die Planeten, haben gegenüber den Elementen der Physik einen weiteren Nachteil. In der Physik wird ziemlich streng zwischen verschiedenen Ebenen der Wirklichkeit differenziert, die mit unterschiedlichen Konzepten beschrieben werden. So gibt es die Ebene der Makrophysik, der »normalen« Körper, von der Größe eines Sterns bis hinab zu einem Staubkorn. Bei weiterer Unterteilung gelangt man zu den Molekülen, den Atomen, schließlich zu den Elementarteilchen. Hier endet vorläufig die Realität, nicht aber die Theorie. Es gibt auf der nächstunteren Stufe die Quarks, und darunter postulieren manche Theoretiker sogar noch kleinere und »elementarere« Teilchen, die Präonen.

Auf jeder dieser Ebenen herrschen andere Gesetze. Nicht

so in der Astrologie. Hier herrscht auf allen Ebenen dasselbe Prinzip, aber es muß natürlich immer anders interpretiert werden. Und das macht das astrologische Denken ebenso vielseitig wie unexakt. In jeder Wissenschaft scheint es eine Art »Unschärferelation« zu geben: Je allgemeiner ein Begriff (zum Beispiel »Ding«), desto vielseitiger kann er angewendet werden; doch geht das auf Kosten der Exaktheit und manchmal auch der Brauchbarkeit.

Grundelemente sind dazu da, nach bestimmten Regeln miteinander verknüpft zu werden. Die *Verknüpfungsregeln* bestimmen ganz wesentlich Gehalt und Wert einer Wissenschaft. In der Physik werden die Elemente durch komplexe mathematische Beziehungen miteinander verknüpft. Die Komplexität bewirkt eine Vielfalt von Lösungen dieser Gleichungen. Anders gesagt: Die Regeln der Mathematik erlauben eine vielfältige Umgestaltung dieser mathematischen Beziehungen, so daß immer neue und oftmals überraschende Ergebnisse streng formal abgeleitet werden können. Die Beziehungen der Astrologie sind demgegenüber eher einfach, aber ebenfalls formal. Es handelt sich, mathematisch gesprochen, um geometrische und Mengen-Beziehungen. Geometrisch sind zum Beispiel alle Aspekte (Winkel zwischen zwei Faktoren), während eine Mengenbeziehung nur festlegt, daß beispielsweise ein Planet in einem bestimmten Tierkreiszeichen, Haus oder Element liegt.

Die Einfachheit, ja »Magerkeit« der Verknüpfungsregeln ist ein Schwachpunkt der Astrologie, der in Zukunft überwunden werden muß. Viele Astrologen merken das auch und erfinden von sich aus neue, komplexere mathematische Beziehungen. So schuf der Engländer ADDEY mit seinen »Harmonics« eine recht unanschauliche Beschreibungsweise des Horoskops. Andere Autoren führen neue Aspekte oder neue Energiequellen (zum Beispiel fiktive Planeten) ein. Großer Erfolg war diesen Erweiterungen bisher nicht beschieden. Gewinnbringender scheinen rein heuristische Verfahren zu sein, einfache Handlungsanweisungen, denen zwar die Exaktheit physikalischer Formeln fehlt, die aber als wirkungsvolle Werkzeuge in geschickten Händen zu verblüffenden Ergebnissen führen können. Wir werden einige dieser Verfahren vorstellen, unter anderem das »Stern-Verfahren« und die »Vier-Felder-Methode«.

Grau, teurer Freund, ist alle Theorie – und sei sie noch so farbig, wenn sie nicht auf die Wirklichkeit angewandt werden kann. Wie also sieht es mit der Überprüfbarkeit der beiden Geistesdisziplinen aus? Die Physik tut sich hier leicht. Alle Beziehungen reduzieren sich letztendlich auf Zahlen. Andererseits reduziert der Meßvorgang jeden physikalischen Zustand auf einen Meßwert, also auf eine Zahl. Die Zahlen der Theorie (aus den Formeln) können nun mit den Zahlen der Praxis (von den Meßgeräten) verglichen werden. Und damit kann man eine Theorie meist eindeutig beweisen oder widerlegen.

Ganz anders in der Astrologie. Sie arbeitet im allgemeinen nicht mit Zahlen. Höchstens bei statistischen Überprüfungen kann man rigorose mathematische Verfahren anwenden (was der französische Psychologe Michel Gauquelin in umfangreichen Untersuchungen erreichte). Doch ergeben sich hier wieder andere Probleme, mit denen beispielsweise auch die Psychologie zu kämpfen hat: Wie soll man beispielsweise überprüfen, ob und wie stark ein Mensch aggressiv, schöpferisch, liebesfähig oder konsequent ist?

Die Astrologie beschränkt sich daher im allgemeinen auf qualitative und individuelle Aussagen. Während die Physik Wert darauf legt, daß jedes Experiment jederzeit in vollem

Umfang wiederholbar sein muß (was in der Elementarteilchenphysik allerdings auch nicht mehr zutrifft!), geht die Astrologie gerade vom Gegenteil aus, nämlich von der Individualität und damit Nichtreproduzierbarkeit eines jeden Horoskops. In diesem Sinn gleicht sie der Homöopathie, die ja auch nur am Einzelfall überprüft und statistisch nicht abgesichert ist (und, nach Untersuchungen des Heidelberger Krebsforschers Fritz A. Popp, auch nicht abgesichert werden *kann.*) Was also fehlt, ist das astrologische Experiment. Da sich aber Astrologie in erster Linie mit der Qualität der Zeit befaßt, wird die Forderung nach zeitunabhängigen Erkenntnissen zur Illusion. Denn gerade der stets einzigartige und damit für immer verlorene Zeit-Moment ist das Forschungsgebiet der Astrologie. Sie ist mithin die Lehre von den nichtreproduzierbaren Erscheinungen. Wie könnte man dafür einen wissenschaftlichen Formalismus finden?

Hinzu kommt eine weitere Schwierigkeit, die wir schon erwähnt haben. Physikalische Erkenntnisse beziehen sich auf diese unsere Welt (die einzige, die nach klassischer Vorstellung existiert). Ergeben sich aus einer physikalischen Formel weitere Erkenntnisse, so werden sie nur dann akzeptiert, wenn sich dazu in der Realität eine Entsprechung findet. Auf diese Weise werden physikalische Theorien bestätigt oder widerlegt. Dagegen dürften astrologische Erkenntnisse kaum jemals nach den Erscheinungen der Vielweltentheorie hieb- und stichfest überprüft werden können. Wie soll man feststellen, welche Möglichkeiten in einem Menschen schlummern, wenn wir dafür keine Meßgeräte, ja nicht einmal begriffliche Systeme entwickelt haben?

Schließlich gibt es noch einen Punkt, der für die Physik relativ unwichtig, für die Astrologie aber von zentraler Bedeutung ist: die *Interpretation* der Ergebnisse, Formeln, Meßresultate. Was ist damit gemeint? Ein abstraktes Prinzip wie das der kinetischen Energie in der Physik oder das Planetenprinzip »Mars« in der Astrologie muß für seine praktische Anwendung erst in Begriffe übersetzt werden, die wir unmittelbar verstehen. So äußert sich »kinetische Energie« beim Autofahren als Bremsweg, als Aufprallwucht, als Kraftstoffverbrauch beim Beschleunigen, teilweise auch als Luftwiderstand und Geräuschpegel. Das Prinzip »Mars« kann sich als Initiative, Muskelkraft, Aggression, Immun-Abwehr äußern – als rote Farbe, saurer Geschmack, scharfes Gewürz, als Zeugung, sportliche Betätigung oder kameradschaftliche Zusammenarbeit (um nur ein paar Möglichkeiten zu nennen).

In der Physik ist die Interpretation oftmals schwierig, besonders wenn sehr unanschauliche Begriffe gedeutet werden sollen. Im Bereich der Quantenphysik (des mikroskopisch Kleinen) sind bisher alle Interpretationsversuche unbefriedigend verlaufen. Die Physiker stört das nicht weiter; ihre Formeln sind in Ordnung und liefern korrekte und anwendbare Zahlen.

In der Astrologie dagegen ist die Deutung astrologischer Faktoren das A und O der praktischen Anwendung. Und wie Sie aus dem einfachen Beispiel ersehen konnten, sind die Deutungsmöglichkeiten hier vielfältig und wenig festgelegt. Astrologische Prinzipien (sozusagen »Urkräfte«) erstrecken sich über die gesamte Welt; sie erfassen nicht nur einen begrenzten Ausschnitt der Wirklichkeit, wie es die physikalischen Grundelemente tun. Die Autoren NICOLAUS KLEIN und RÜDIGER DAHLKE sprechen von dem »vertikalen Weltbild« der Astrologie. Das bedeutet: Ein astrologisches Urprinzip wie die Kraft eines Planeten oder die Wirkung eines Tierkreiszeichens durchstößt alle Schichten des Seins, ist auf jeder Ebene der Wirklichkeit in anderer Form realisiert. Aus diesem Weltbild ergeben sich, wie wir später noch sehen werden, oftmals überraschende Zusammenhänge.

Immerhin haben beide Geistesdisziplinen eines gemeinsam: Sie sind konkret anwendbar (Physik führt zu Technik, Astrologie zu psychologischer Beratung); aber hinter ihnen steckt auch eine bestimmte Weltanschauung. Und diese Anschauung liefert bereits ohne Rückgriff auf die Praxis wichtige Einsichten. Sie formt unser Denken, unsere Weltansicht. Diese Anschauung ist wie ein Netz, mit dem wir die Wirklichkeit einfangen – oder in das wir uns verstricken.

So denken Physiker im allgemeinen immer noch so wie zu ISAAC NEWTONS Zeiten. Sie operieren mit Begriffen wie »Kausalität« (obwohl dies im atomaren und subatomaren Bereich zu Schwierigkeiten führt), glauben mit IMMANUEL KANT an Raum und Zeit als Denkkategorien (obwohl die Relativitätstheorie diese Begriffe als unabhängige Schemata entthront hat) und stellen sich die Zeit als linearen, stetigen Fluß von der Vergangenheit in die Zukunft vor (obwohl die Richtung der Zeit aus keinem einzigen physikalischen Theorem abgeleitet werden kann).

Astrologen haben ebenfalls ihre Denkschemata. Für sie existieren Urprinzipien, Energien vergleichbar, die sich auf jeder Seinsebene konkret, aber in ganz unterschiedlichen Formen realisieren können. Für sie sind nicht Ursache-Wirkung-Beziehungen wichtig, sondern astrologische Gleichklänge. Mit anderen Worten: Wenn das gleiche Prinzip in verschiedenen Regionen der Welt, in unterschiedlichen Räumen oder Zeiten auftaucht, dann besteht eine Verbindung – unabhängig von den Grenzen des Raums oder der Zeit. Der Traumforscher und Entdecker der Archetypen des kollektiven Unbewußten, C. G. JUNG, nannte das Phänomen der zeitlichen Koinzidenz (Gleichzeitigkeit) »Synchronizität«. Der Physiker DAVID BOHM spricht von einer »impliziten Ordnung« und von einem »holistischen Weltbild«. Astrologische Zusammenhänge gehen noch darüber hinaus. Es gibt hier keine Begriffe wie »Ursache« und »Wirkung«, »vorher« oder »nachher«, »logisch« oder »begreifbar«. Alles ist auf geheimnisvolle Weise miteinander verbunden.

Nehmen wir ein Beispiel für die Schichten des Seins und die Realisierung eines astrologischen Prinzips in ihnen. Der Planet *Saturn* repräsentiert in der Astrologie das Prinzip der *langsamen Kontraktion.* Wo er in Aktion tritt, ziehen sich die Dinge zusammen. Übersetzen wir dieses abstrakte Prinzip ins Konkrete, dann bedeutet Saturn beispielsweise:

- im Psychologischen: Konzentration, sich abschließen, Einsamkeit, Härte;
- in der Gesellschaft: hart und allein arbeitende Menschen wie Landwirte, Minenarbeiter, Forscher, Putzfrauen, einsame Bergsteiger und so weiter;
- im Bereich der Farbe: Grau und Schwarz;
- im Geschmack: trocken, bitter, zusammenziehend (zum Beispiel trockener Sherry);
- im Pflanzenreich: Zinnkraut (Schachtelhalm), Eiche, Dornen und Kakteen;
- im Tierreich: Ameisenbär, Schildkröte, Wüstentiere, Steinbock;
- unter den Vitaminen: K (wirkt blutgerinnend, also verhärtend);
- als Mineral: Kalzium (benötigt der Körper für seine harten Teile);
- als Metall: Blei (ist grau und schwer);
- als Edelstein: Onyx, Rauchquarz (dunkel bis schwarz);

- unter den Heilmitteln: Jod, Alaun (wirken zusammenziehend);
- in der Physik: die unerbittlich vorwärtsschreitende Zeit (also letztendlich die Entropie, das heißt die immer größer werdende Unordnung und der begrenzte Raum);
- im menschlichen Körper: alles Harte wie Zähne, Nägel und Knochen;
- in der menschlichen Entwicklung: das Alter (aber nicht der Tod!), die Prüfung (Midlife-crisis!), die ernsthafte Auseinandersetzung mit den Grundsätzen des eigenen Lebens;
- unter den Krankheiten: alles, was mit Austrocknung, Steinbildung und langsamer Alterung zu tun hat, auch alle chronischen Krankheiten und so weiter.

Erkennen Sie die Methodik und die Denkweise der Astrologie? Das allgemeine, abstrakte, undifferenzierte Prinzip manifestiert sich in allen Bereichen des Lebens und der Welt auf unterschiedliche Weise. Aber immer ist dabei das Ur-Prinzip des Planeten zu erkennen, zumindest für den Fachmann. Oftmals fällt es schwer, dieses Urprinzip allgemein und doch noch erkennbar zu formulieren. Die Astrologen begnügen sich, wie die Physiker, mit dem Fachbegriff, und der heißt in diesem Fall »Saturn«. Am besten wäre er durch eine Formel, einen abstrakten Begriff oder eine Zahl darstellbar. Auch hier kann das »vertikale Denken« weiterhelfen. Saturn ist der siebte Planet, wenn man die Sonne mitzählt, also repräsentiert ihn die Zahl sieben.

In späteren Kapiteln werden wir die Planeten, die Grundelemente der Astrologie, systematisch in ihren Ausprägungen darstellen. Dabei können wir stets nur Ausschnitte der Wirklichkeit erfassen. Wann immer Sie in der Welt etwas sehen, sollten Sie selbst versuchen – nur zur Übung –, dieses Ding, Ereignis oder Phänomen einem Planetenprinzip zuzuordnen. So lernen Sie, astrologisch zu denken und die Welt einem ebenso weitmaschigen wie fruchtbaren Denksystem unterzuordnen.

Damit wir uns nicht in philosophischen Grundlagendiskussionen verlieren, wollen wir im nächsten Kapitel zur Abwechslung ganz konkret werden und uns die Frage stellen: Wie lebt sich's denn so als Teil des Tierkreises? Oder besser gesagt: Wie sollen wir leben?

4

Skorpion, wo ist dein Stachel? oder Wie man gesund nach seinem Sternzeichen lebt

Es geht um den Wald. Und das einzige, was von dir gefordert wird, ist, daß du eines Tages zu deinem Weg, zu deinem Leben, zu deinen Bäumen stehen *kannst.*

PETER ORBAN:
Astrologie als Therapie

Von den zahlreichen Gesundheiten, die es nach FRITSCHE gibt, stelle ich nun zwölf Ideal-Gesundheiten vor, die sich auf Grund des Tierkreiszeichens ergeben, in dem die Sonne zur Zeit Ihrer Geburt stand. Gewöhnlich spricht man vom »Sternzeichen«, aber das ist nicht richtig, denn mit Sternen hat die Astrologie sehr wenig zu tun. Der Tierkreis ist vielmehr eine verfeinerte Jahreszeitentypologie, was man schon daran erkennt, daß er mit dem Frühlingsanfang beginnt – und der hat mit den Sternen am Himmel nichts zu tun. Das nur nebenbei für diejenigen, die immer noch mit HOIMAR VON DITFURTH argumentieren, die Astrologie hätte sich ändern müssen, weil die Babylonier anderes am Himmel sahen als wir.

Lesen Sie die folgenden Abschnitte als Hinweise auf das Ihrem Sonnenzeichen gemäße gesunde Leben. Gesundheit beginnt nicht unbedingt bei der Ernährung und endet auch nicht beim Joggen. Gesund ist der, welcher so lebt, wie es ihm vorgezeichnet ist. Und die Sterne, pardon: die Zeichen am Himmel, können ihm (und ihr) den Weg dazu zeigen. Bei den folgenden Charakterskizzen habe ich die (Ihnen vielleicht schon teilweise vertrauten) positiven Ausprägungen der zwölf Tierkreiszeichen geschildert – positiv jedenfalls für unsere Kultur und für unsere Zeit. Natürlich kann sich das in einigen Jahrzehnten durchaus wieder ändern.

Eigentlich müßte man für jedes einzelne Land eine eigene astrologische Typologie aufstellen. Doch die für Ihre Heimat nötigen Modifikationen können Sie sicher selbst vornehmen. Sonst müßte ich das ganze Buch hindurch eine Zweiteilung zwischen »preußisch« und »bayerisch« machen oder womöglich noch feiner differenzieren. Und das wäre mir zuviel Arbeit. – Das Zeichen, unter dem Sie geboren wurden, kennen Sie sicher. Jedes Tierkreiszeichen wird nach klassischer Auffassung von einem Planeten beherrscht, der ihm den spezifischen Charakter verleiht. Fassen Sie diese »Herrschaft« am besten als gewisse Ähnlichkeit zwischen Zeichen und Planet auf. Mehr brauchen Sie dahinter nicht zu vermuten.

Weil sich die Gleichberechtigung noch nicht in dem Maße durchgesetzt hat, wie es wünschenswert wäre, unterscheide ich außerdem auch zwischen Männern und Frauen. Von der Astrologie her besteht da zwar kein Unterschied, von den Realisierungsmöglichkeiten her leider schon. (Übrigens sind alle in den einzelnen Abschnitten erwähnten Personen unter dem betreffenden Zeichen geboren.)

Sind Sie ein *Widder*, dann ist Ihr Blick in die Zukunft gerichtet. Sie sind der geborene Unternehmer oder Soldat, der sich stets neue Projekte vornimmt und mit kühnem Schwung etwas aufbaut – eine Firma, ein Reich, eine Beziehung. Sobald aber das Projekt läuft, wird es auch schon uninteressant. CASANOVA war ewig auf der Suche nach der großen Liebe. Gefunden hat er sie nie, und selbst wenn sie ihm doch begegnet wäre, hätte er wohl trotzdem weitergesucht. Der Weg ist für den Widder das Ziel.

Als Mann sind Sie der geborene *Playboy* (wie HUGH HEFNER, der Gründer der gleichnamigen Zeitschrift). Sie verstehen es, auf originelle Weise die Menschen vor den Kopf zu stoßen und sie aus dem Gleichgewicht zu bringen, und zwar sehr zu deren Vorteil. Der berühmte Psychoanalytiker WILHELM REICH entwickelte daraus seine Therapie. Als Frau gehören Sie zum faszinierenden Geschlecht der Amazonen, sind sportlich und hübsch, aber kein Kuscheltierchen, keine treue Hausfrau und schon gar nicht eine graue Maus hinter der Schreibmaschine. Falls unsere heutige Kultur Ihrem Tatendrang Hindernisse in den Weg legt, dann gedulden Sie sich noch ein wenig. Die Zeiten ändern sich. Ein Trost: Die bedeutendste Mathematikerin dieses Jahrhunderts, die Deutsche EMMY NÖTHER, war auch ein Widder.

Weiterhin sind Sie egoistisch und naiv, lieben Feuerzauber und Zirkus (wie ANDRÉ HELLER) und wirken oft wie ein großes Kind, das sich die Welt stets neu erobern muß. Dafür bleiben Sie im Herzen jung. Sie können Ihren Körper gut einsetzen – im Sport, in der Pantomime (denken Sie an CHARLIE CHAPLIN!) –, und ohne »Action« werden Sie trübsinnig und streitsüchtig. Sie haben keine Scheu vor Auseinandersetzungen und bereinigen die Atmosphäre lieber gleich. Dann ist wenigstens Ruhe. (So verfuhr etwa KARL DER GROSSE. Und auch BISMARCK langte gleich zu Beginn seiner Amtszeit kräftig zu. Danach war lange Zeit Frieden.)

Ihr beherrschender Planet *Mars* macht Sie zu einem heftig reagierenden, aber nie nachtragenden Menschen. Wegen der Einfachheit Ihres Charakters und wegen Ihrer Ehrlichkeit kann man Sie leicht übers Ohr hauen. So fallen Sie immer wieder herein – oder auf die Nase – und stehen immer wieder auf. Was soll's, sagen Sie sich, fangen wir halt noch mal von vorne an.

Ihre große Begabung – ebenso wie Ihr Problem – ist Ihre *Aggressivität.* »Aggredere« heißt auf lateinisch: »an etwas herangehen«. Tun Sie das mit Schwung und kindlicher Begeisterung, dann haben Sie Erfolg!

Ihr markantester Körperteil ist Ihr *Kopf*, und dort sammeln sich auch Ihre Krankheiten. Ruhe und Natur sind Gift für Sie; sie brauchen häßliche Gegenden wie Wüsten, vulkanische Abhänge und Großstadtdschungel. Die können Sie auf Ihre unnachahmlich radikale Art roden oder sonstwie urbar machen. Viel Spaß dabei!

Sind Sie ein *Stier*, dann ist Ihr Blick auf den Boden der Tatsachen gerichtet. Sie sehen die Dinge so, wie sie sind. Besonders liegen Ihnen die Schönheit der Form und der des Inhalts am Herzen, denn Ihr Planet, die liebliche *Venus*, verschönt selbst die »trübste Tasse«. Vorausgesetzt natürlich, sie ist auch etwas wert. So lieben Sie Luxus und materiellen Wohlstand.

Sie haben ein ausgezeichnetes Verhältnis zu Zahlen. Ob diese nun wirtschaftliche Entwicklungen betreffen (wie bei dem Ökonomen und Philosphen KARL MARX) oder abstrakte Elemente der höheren Mathematik (wie bei den Mathematikern und Philosophen C. F. GAUSS, KURT GÖDEL und BERTRAND RUSSELL), immer sind die Ergebnisse höchst erstaunlich. Im allgemeinen aber interessiert Sie mehr das Faßbare, wenn es nur schön ist, harmonisch, aus Gold oder Holz und möglichst noch aus dem alten Ägypten. Vergoldete Skarabäen sollen jedenfalls in Ihrer Sammlung nicht fehlen. Sie zieren Ihr Haus – Sie sind doch Hausbesitzer, oder etwa nicht?

Es kann lange dauern, bis Sie sich für etwas erwärmen oder den zu Boden gesenkten Blick in höhere Sphären erheben. Sind Sie jedoch einmal erwacht, kann Sie nichts mehr von Ihrem Lebensweg abbringen. Auch der Prophet MOHAMMED war ein reicher und zufriedener Kaufmann, bis er, jenseits der Vierzig, den Ruf Gottes hörte und ihm konsequent bis an sein Lebensende folgte.

Mit Auseinandersetzungen haben Sie Probleme. Lieber stecken Sie zurück, um des lieben Friedens willen. Sind Sie aber doch mal in kriegerische Auseinandersetzungen verwikkelt, dann können Sie sich so radikal einsetzen, daß Sie der Welt unvergessen bleiben. Ob für den Frieden wie BERTRAND RUSSELL oder der Zukunftsforscher ROBERT JUNGK, für den Krieg wie ADOLF HITLER oder für das eine durch das andere wie LENIN und HO TSCHI MINH – das ist beinahe schon dem Zufall überlassen. Auf jeden Fall sind Sie konsequent, zäh und stur. Was Ihr Wille sich vornimmt, erreicht er auch, unabhängig davon, was die anderen von Ihren Zielen halten. Doch bleiben Sie – bis auf solche Extreme wie Hitler – immer Realist, können sich auch anpassen und die wirtschaftliche Lage stets richtig einschätzen.

Als Mann sind Sie im Bankgewerbe hervorragend aufgehoben (Zahlen und Materie), brillieren aber in jedem Beruf, in dem Ausdauer und Formsinn verlangt werden. So können Sie sogar, trotz der Schwerfälligkeit Ihres Zeichens, zum Tänzer oder Schauspieler werden, wie zum Beispiel FRED ASTAIRE und SHIRLEY MCLAINE.

Als Frau strahlen Sie milde Sinnlichkeit aus. Mit Ihrem

Geschmack und Ihrer Ausdauer bekommen Sie sicher, was immer Sie sich vorgenommen haben – sei es Reichtum, den idealen Ehemann, hübsche Kinder oder ein Landgut, wenn auch nicht notwendigerweise in dieser Reihenfolge. Die überfüllte Großstadt ist Ihnen ein Greuel. Ein bißchen Land, wo man in der Erde buddeln kann, ein Stück Wald, ein paar singende Vögel, Sonne und blühende Wiesen, dazu die Familie im trauten Heim um den Kamin versammelt . . . und ein bißchen schöne Musik . . .

Ihre große Begabung – ebenso wie Ihr Problem – ist der *Friede.* Bewahren und sichern Sie ihn, auch im Alltag!

Ihr bester Körperteil ist Ihr *Nacken.* Dort sammeln sich aber auch Ihre Krankheiten, und die werden Sie nicht so schnell wieder los. Wie Sie überhaupt sehr stark an allem hängen, was Sie als Ihren Besitz betrachten, und das schließt bei Ihnen ziemlich viel ein.

Sind Sie ein *Zwilling*, dann gilt für Sie FAUSTS Wort: »Zwei Seelen wohnen, ach, in meiner Brust.« Und weil das auf Dauer unangenehm wird, suchen Sie Ihr Leben lang nach Einheit und Erlösung wie RICHARD WAGNERS *Parsifal.* Daß der Weg dorthin dornenreich und etwas lang ist, bedrückt Sie nicht. Denn die vielen Menschen, denen Sie dabei begegnen, sind willkommene Unterbrechungen der endlosen Reise. Und plaudern, neue Kontakte knüpfen und lockere Beziehungen pflegen liegt Ihnen sehr.

Wo andere einen guten Freund haben, sind es bei Ihnen zehn. Wo andere zehn Kollegen kennen, sind es bei Ihnen drei Dutzend. Und wenn jemand zwanzig Leute zu seiner Geburtstagsfeier einlädt, dann sind es bei Ihnen fünfzig. Ihr beherrschender Planet *Merkur* (beziehungsweise der gleichnamige Himmlische) flog ständig zwischen Göttern und

Helden hin und her, war ihr beliebter Bote auf geflügelten Schuhen, kannte Krethi und Plethi oder wie immer die oberen Zehntausend damals hießen. Für ihn selber blieb da nicht allzuviel Zeit übrig.

Das Idealziel weltweiter Brüderlichkeit haben Sie in Ihrem eigenen Leben schon verwirklicht, denn für Sie sind alle Mitmenschen Brüder oder Schwestern, und demgemäß gestalten Sie auch Ihre Beziehungen. Sie sind ja selbst wie Ihre eigene kleine Schwester: neugierig, an allem interessiert, nie lange bei einer Sache verweilend, intellektuell und ein wenig oberflächlich in den Gefühlen, aber sonst unkompliziert und ewig auf der Suche nach einem festen Halt. Den finden Sie in der Logik, wie ARTHUR CONAN DOYLES Meisterdetektiv Sherlock Holmes. Oder wie KARL VALENTIN, der sich aber meist in den Fallstricken der Sprache verfing und sich mit spitzfindigen Argumenten nur noch mehr darin verstrickte. Er machte aus der Not eine Tugend, so wie die Komiker STAN LAUREL und THEO LINGEN.

Als Mann lieben Sie den leichteren, lockeren Umgang mit den Menschen. Politik ist nicht Ihre Stärke, und daß JOHN F. KENNEDY an die Macht kam, war wohl mehr dem ehrgeizigen Vater als eigenen Ambitionen zu verdanken. Als Frau sind Sie vielleicht nicht ganz so sexy wie MARILYN MONROE, aber durchaus attraktiv, denn Sie strahlen das gewisse Etwas aus, das wohl in Ihrer Doppelnatur begründet ist. Oder in der ewigen Suche nach sich selbst oder nach einem »Spiegel« oder nach Bruder/Schwester im Geiste.

Sie können gut tanzen, denn Rhythmus liegt Ihnen im Blut. Ihre eigentliche Begabung aber – ebenso wie Ihr Problem – ist die *Logik*. Vergessen Sie also nie, daß es sich dabei im Extremfall um ein künstliches System zur bloßen Beschäftigung des Verstandes handelt, nicht etwa um eine allgemein verbindliche Methode zur Bewältigung praktischer Probleme!

Ihre besten Körperteile sind *Arme* und *Hände.* Sie können gut malen (es muß ja nicht unbedingt ein Hase sein wie bei DÜRER), aber Vorsicht, daß Sie sich dabei nicht in die Finger schneiden! Und weil Sie so gespalten sind, können Sie auch, wie CHRIS GRISCOM, ganz gut in zwei Welten leben: in der Welt des Diesseits, wo Sie einen Strom interessanter Leute Revue passieren lassen, und irgendwo da drüben, wo Sie einen Strom interessanter Wesen ... siehe oben.

Als *Krebs* ist Ihr Blick in die Vergangenheit gerichtet. Mit wunderbaren und faszinierenden Bildern können Sie die Erlebnisse der Kindheit wieder herbeizaubern, egal, ob diese nun glücklich oder schrecklich war. Der schwedische Regisseur INGMAR BERGMAN hat fast alle Filme seiner Kindheit gewidmet – und seiner Phantasie. Und auch der Dichter HERMANN HESSE hat farbenfrohe Gemälde unwirklicher Welten entworfen, voll Gefühl, voll Zärtlichkeit und Schrecken, aber immer unerhört eindrucksvoll und plastisch. Denn das ist Ihre Stärke. Sie wissen, was Gefühle sind. Besonders wenn der Vollmond scheint. Dann werden Sie unruhig, schlafen nicht, träumen mit offenen Augen und haben Visionen. Und weil so starke Gefühle Sie tief in Ihrem Inneren bewegen, ja, weil Ihr Leben ganz auf Gefühlen aufgebaut ist, verstecken Sie diese auch immer wieder, um nicht verletzt zu werden. So umgeben Sie sich mit einem Panzer – wie Ihr Zeichentier – und verkriechen sich ins selbstgewählte Schneckenhaus wie der Einsiedlerkrebs im Meer.

Ihre Stärke liegt im Anklammern – sei es an Erinnerungen, an Menschen oder an das Leben selbst. Die amerikanische Schriftstellerin HELEN KELLER war blind und taubstumm, und dennoch gab sie nicht auf, kämpfte sich durch Dunkelheit und Schweigen zu einem lebenswerten Leben durch. Natur ist für Sie etwas Mystisches. Nicht zufällig stammt die Aufforderung »Zurück zur Natur« von einem Krebsgeborenen (dem Philosophen und Schriftsteller JEAN-JACQUES ROUSSEAU). In Höhlen fühlen Sie sich am wohlsten, seien es natürliche, sei es die selbstgeschaffene Höhle eines Computer-Freaks. Das Programmieren liegt Ihnen, obwohl man vielfach behauptet, das sei eine gefühllose Angelegenheit. Nicht für Sie! Sie müssen ja nicht wie der norwegische Polarforscher ROALD AMUNDSEN dreimal den Südpol und ein paarmal den Nordpol aufsuchen oder wie JOHN GLENN sich in eine Raumkapsel einigeln. (Aber können täten Sie's schon!)

Als Frau sind Sie die Mutter par excellence – wahrscheinlich auch schon von der Figur her (wie GINA LOLLOBRIGIDA) – eine gute Hausfrau und fürsorgliche Betreuerin Ihrer Kinder, Ihrer Familie und Gäste. Dazu bescheiden, zurückhaltend, nur in der richtigen gefühlsmäßigen Umgebung aufblühend. Als Mann sind Sie sicherlich bei den Damen beliebt, weil Sie sich so gut in deren Seele hineinversetzen können. Aber weil unsere Gesellschaft »ganze Männer« verlangt, haben Sie Probleme mit Ihrem Selbstwertgefühl, jedenfalls solange Sie sich nicht zu Ihrer Weiblichkeit bekannt haben.

Der *Mond*, Ihr beherrschender Planet, ist nun mal der Stern der Frauen. Und der Werwölfe. Daher auch Ihr Hang zum Düsteren, Makabren, manchmal sogar Grausamen. Nicht, daß jeder Krebs zu einem HEINRICH VIII. entarten und alle seine Gattinnen umbringen müßte. Aber FRANZ KAFKA hat die Alpträume eines sensiblen Krebses mit unerhörter Eindringlichkeit geschildert, und auch ERNEST HEMINGWAY, der weiche Dichter des harten Lebens, schwärmte für das grausame Abschlachten unschuldiger Stiere. Dem zähen Willen zum Überleben hat er mit seinem *»Der Alte Mann und das Meer«* ein unvergängliches Denkmal gesetzt.

Ihre große Begabung – ebenso wie Ihr Problem – sind Ihre *Gefühle.* Zeigen Sie ruhig, was Sie haben, und verschanzen Sie sich nicht hinter der Maske des Coolen!

Ihr empfindlichster Körperteil ist Ihr *Magen.* Der leidet bei Ihnen am ehesten. Aber wahrscheinlich schonen Sie ihn nicht, denn Essen ist doch so wichtig. Und verhungern wäre für Sie das Schlimmste.

Sind Sie ein *Löwe,* dann sind Sie zum Herrschen geboren. Man kann Sie nicht übersehen, auch wenn Sie sich noch so bescheiden geben. Die Würde Ihres Zeichens schimmert immer durch. Und wozu sollten Sie sich verleugnen. Für Sie ist das Leben eben eine Gelegenheit, sich in Szene zu setzen. Sie können sich's aussuchen: Mit viel Mut zu Pomp und Selbstdarstellung können Sie die Bühne des Lebens als NAPOLEON durchmessen. Mit etwas mehr Bescheidenheit können Sie sich als weiser Herrscher à la KAISER FRANZ JOSEPH von Österreich präsentieren. Der war, eigenen Worten zufolge, der erste Diener seines Staates, ein bescheidener, pflichtbewußter Beamter. Aber die Macht gab er nicht aus den Händen. Oder aber Sie fangen ganz unten an, als Gepäckträger oder Portier wie HANS MOSER in zahlreichen Filmen. Aber auch mit ihm war nie gut Kirschen essen. In seiner raunzigen Eigenwilligkeit blieb auch er stets der König – und nicht etwa der Kunde.

Immer aber strahlen Sie etwas Warmes aus wie Ihr beherrschender Planet, die *Sonne.* Sie haben ein »sonniges« Gemüt, erwärmen die Umgebung mit Ihrem steten Charme, können aber auch, wie die richtige Sonne an heißen Tagen,

Ihre Umwelt gelegentlich irritieren. Sonnenstrahlen sind angenehm, auf die Dauer aber manchmal schwer zu ertragen. Dafür haben Sie Humor, und der ist zwar oftmals sonnig (wie bei JOACHIM RINGELNATZ, dem Knüpfer zahlreicher Seemannsgarne), doch öfter noch makaber (wie beim Altmeister des Gruselfilms, ALFRED HITCHCOCK, oder beim Chef der Rolling Stones, MICK JAGGER). Man sagt Ihnen auch nach, Sie seien faul, aber das stimmt nicht. Sie haben eben die Gabe, das Nichtstun am sonnigen Strand der Côte d'Azur zu genießen.

Wenn Sie schon nicht auf der Bühne tätig sind (was Sie besser vermeiden sollten, da es anstrengend ist), so sollten Sie sich doch stets dessen bewußt sein, daß das ganze Leben ein Schauspiel ist. Besonders Kinder wissen das zu schätzen, denn sie mögen Theater, Pomp, Dramatik und die für Ihr Zeichen so charakteristische Großzügigkeit. Sie sind ein schöpferisches Zeichen, und dazu gehört auch Sex. Verknüpfen Sie das mit Ihrer Bühnenwirksamkeit, dann können Sie daraus auch einen Beruf machen wie die schöne Spionin MATA HARI. Leider nahmen es ihr die Deutschen übel und erschossen sie deswegen. Diese kleinlichen Beamten hatten eben keinen Sinn für das dramatische Flair einer echten Löwin.

Bedauerlicherweise lassen sich nicht immer die Ihrer Größe angemessenen Partner finden. Macht nichts, in Ihrer Großzügigkeit nehmen Sie auch mit Fürsten, Prinzen oder Grafen vorlieb (oder deren weiblichen Gegenstücken). Seien Sie sich aber Ihrer repräsentativen Rollen stets bewußt, auch im Bett. Und begnügen Sie sich nicht mit einem billigen deutschen Einheitsschlafzimmer. Das ist etwas für spröde Jungfrauen, nicht für königliche Angehörige Ihres Zeichens.

Als Mann sind Sie überall willkommen, wo es um Repräsentieren und Organisieren geht. Die Details der Ausführung überlassen Sie lieber jemand anderem. Als Frau sollten Sie nie vergessen, daß Sie die Königin sind, und dementsprechend hofhalten. Ihr Volk wird es Ihnen danken, denn Sie besitzen echte Autorität. Ihren Kindern sind Sie eine großartige Gespielin. Sie lieben sie, obwohl das Muttersein nicht ganz in den Rahmen Ihrer königlichen Lebensweise paßt.

Ihre große Begabung – ebenso wie Ihr Problem – ist die *Autorität.* Setzen Sie sie weise ein, und lassen Sie auch mal andere König spielen!

Ihr bestes Organ ist Ihr *Herz.* Es ist groß und weit, aber wenn's Ihnen nicht gutgeht, dann spüren Sie es dort am ehesten.

Sind Sie eine *Jungfrau,* dann haben Sie einen besonders scharfen Blick für Details. Um die kümmern Sie sich auch am liebsten, und das macht Sie besonders geeignet für einen Beruf, wo es auf Sorgfalt und die Beachtung des Kleingedruckten ankommt. Zum Beispiel für den des Politikers. Frankreichs Sonnenkönig, LUDWIG XIV., war nämlich nicht etwa ein Löwe, sondern einer Ihresgleichen. Und auch Bayerns »König« FRANZ JOSEF STRAUSS gehörte diesem Zeichen an. Weil er sich um jede Kleinigkeit kümmerte, wußte er immer über alles Bescheid – zum Beispiel auch darüber, wie man die Macht bewahrt.

Ihr beherrschender Planet *Merkur* aber befähigt Sie vor allem zum Kaufmannsberuf. Nicht umsonst sagt man AGATHA CHRISTIE nach, seit LUCREZIA BORGIA habe noch keine Frau am Verbrechen so viel verdient wie sie. Die Betonung liegt auf »verdienen«, nicht auf »Verbrechen«! Und ARISTOTELES ONASSIS gehörte zu den reichsten Männern der Welt.

So konnte er, selbst kein König, einige »Königinnen« einkaufen, pardon: heiraten.

Auch liegt Ihnen Sauberkeit sehr am Herzen. Darum achten Sie meistens auf gesunde Ernährung. Außerdem haben Sie die Gabe, Ordnung und Disziplin in chaotische Verhältnisse zu bringen. GOETHE hat das beispielsweise mit der deutschen Sprache getan.

Dementsprechend hassen Sie alles, was laut oder schmutzig ist. Wie Kinder oder Sex. Dennoch können Sie mit Kindern gut umgehen, wenn es darum geht, ihnen etwas beizubringen. Denn Ihr Talent liegt im raschen Reagieren auf materielle Reize. Und diese Fähigkeit benötigt man beispielsweise im spielerischen Umgang mit Holz. MARIA MONTESSORI, die große Erzieherin, förderte bei ihren Kindern vor allem praktische Fertigkeiten, wodurch sie sogar den Zustand von Behinderten verbessern konnte. Wenn Sie nicht gerade König sind, machen Sie sich gern zum Diener einer Sache, einer Organisation, einer Person oder einer Idee. Sie sind die bescheidene Sekretärin, die sich um alles kümmert, alles weiß, nichts verlangt. Oder die bescheidene Dienerin einer großen Sache wie MUTTER TERESA, die sich für die Elenden Indiens aufopfert.

So spröde Sie auch erscheinen, Ihr Humor macht Sie, zusammen mit Ihrer Sensibilität, zu einem recht beliebten Menschen. Der erfolgreichste Humorist unserer Zeit, EPHRAIM KISHON, ist unter Ihrem Zeichen geboren, desgleichen einige bekannte Komiker wie DANNY KAYE und PETER SELLERS. Flexibel, anpassungsfähig, penibel, aber auch ein wenig arbeitsbesessen und ohne ein großes Lebensziel, so kamen Sie auf die Welt. Im Alter könnte Ihnen der Mangel an Lebensperspektive zu schaffen machen, denn ewig kann man auch nicht arbeiten oder das Kleingedruckte in Verträgen studieren. Lernen Sie beizeiten, abzuschalten und ein wenig zu philosophieren!

Ihre große Begabung – ebenso wie Ihr Problem – ist Ihr Sinn für *Ordnung*. Übertreiben Sie nicht, sonst bricht das totale Chaos bei Ihnen aus!

Ihr wichtigster Körperteil ist der *Dünndarm* samt zugeordnetem Verdauungsapparat. Wenn's mal bei Ihnen nicht stimmt, dann merken Sie das an der Verdauung. Entlasten Sie Ihren Darm mit Ballaststoffen. Er wird es Ihnen danken!

Sind Sie eine *Waage*, dann liegt Ihre besondere Begabung im Knüpfen gesellschaftlicher Kontakte. Das geht natürlich nicht zu Hause. Dazu müssen Sie schon die entsprechenden Örtlichkeiten aufsuchen, also Cafés, Opernbälle, Vernissagen, Geburtstagsfeiern, Modenschauen oder die jährliche Mitgliederversammlung des Unterwassersportclubs Kleinmünichholzen. Dort trifft man zwar nicht immer die richtigen Leute, aber immerhin Leute. Und darauf kommt es an.

Haben Sie die richtigen Kontakte geknüpft und die Personen zusammengebracht, die nun mal zusammengehören, dann bleibt Ihnen nur noch die Aufgabe, etwaige weltanschauliche oder sonstige Differenzen dahingehend auszugleichen, daß allerorten Friede und harmonische Übereinstimmung herrschen. Das aber mißfällt Ihnen auf Dauer, denn dann fehlt der gewisse Esprit, den Sie so sehr schätzen. Also bringen Sie selbst ein wenig Stimulation in Form milder Verbalaggression ins Spiel. Das nun kann sich zu erheblichen Auseinandersetzungen steigern, bei denen wieder Ihre spezifische Fähigkeit zum Friedenstiften gefragt ist, wodurch ... siehe oben. So sind Sie immer beschäftigt.

Mit der *Venus* als Ihrem beherrschenden Planeten besitzen Sie auch Geschmack und sind der geborene Designer. Als

Mann haben Sie Erfolg im diplomatischen Dienst und als Bühnenbildner. Als Frau sind Sie die geborene Verführerin wie die Filmschauspielerinnen Brigitte Bardot und Romy Schneider. Aber auch in der Modebranche, im Kunsthandwerk oder einfach als Gastgeber/in haben Sie Erfolg. Harte oder gar schmutzige Arbeit indes liegt Ihnen nicht. Sie lieben das Leichte, Luftige, Schwebende, die schönen Seiten des Lebens, das Liebenswürdige und Ausgleichende. Was nicht heißt, daß Sie nicht auch mal ausdauernd bei einer Sache bleiben oder gar hart durchgreifen können. Mahatma Gandhi blieb seinem Kampf um Befreiung, aber auch um Versöhnung der Völker des indischen Subkontinents jahrzehntelang treu. Und Englands Herrscherin Margaret Thatcher wird, nicht zu Unrecht, die »Eiserne Lady« genannt. Vielleicht übertreibt sie auch ein wenig, denn schließlich sollte sie ihrem Zeichen nach nicht polarisieren, sondern ausgleichen. Aber als Frau in einer traditionellen Männergesellschaft hat man's halt schwer.

Sie wollen stets Frieden bringen, aber mit Worten können Sie ganz schön spitz sein. Der österreichische Satiriker und Kabarettist Helmut Qualtinger war berühmt für seinen ätzenden Humor, und auch der amerikanische Komiker Groucho Marx war gar nicht nett zu den Damen. Der deutsche Schriftsteller und Verkleidungskünstler Günter Wallraff macht denen, deren Machenschaften er aufdeckt, auch ganz schön zu schaffen. Sogar echte Schreibtischtäter gibt es unter diesem feinsinnig-künstlerischen Zeichen. Aber ein Mann wie Heinrich Himmler ist wirklich nicht typisch. Dann schon lieber Friedrich Nietzsche mit seiner wunderbaren Sprache, dem philosophischen Abwägen aller Gedanken, der spitzen Feder und der Ironie, mit der er sich im *Zarathustra* selbst auf die Schippe nimmt.

Ihre große Begabung – ebenso wie Ihr Problem – ist Ihre Fähigkeit zum *Ausgleich.* Ist ihr einmal kein Erfolg beschieden oder bringt sie Sie gar in Schwierigkeiten, werden Sie unnötig hart, ja aggressiv. Aber das muß nicht sein!

Ihr problematischer Körperteil sind die *Nieren.* Nicht umsonst sagt der Volksmund: Das geht mir an die Nieren. Bei Ihnen gilt das ganz besonders.

Sind Sie ein *Skorpion,* dann suchen Sie das Extreme, zumindest in Gedanken. Während Sie äußerlich ein bescheidenes und unauffälliges Leben führen, können Sie tief im Inneren einen Vulkan an Leidenschaften nähren. Welcher Art diese sind, ob »hoch« oder »niedrig«, liegt ganz bei Ihnen. Mit Ihrem beherrschenden Planeten, dem Unterweltsgott *Pluto,* sind Sie jedenfalls in allen Höllen zu Hause. Oder aber Sie richten den Blick zum Himmel und werden ein glühender Idealist wie LUTHER oder SCHILLER. Aber der deutsche Dichter beschäftigte sich auch mit den Abgründen der menschlichen Seele und schrieb den ersten deutschen Psychokrimi *(»Der Verbrecher aus verlorener Ehre«).* Und Luther arrangierte sich mit der weltlichen Macht und rief zur Vernichtung der aufständischen Bauern auf. Wenn's um Vernichtung geht, dann gleich richtig.

So fragte der »Propagandist des Teufels«, JOSEPH GOEBBELS, das Volk seines Führers (dem er, trotz besseren Wissens, bis in den Tod treu blieb), ob es den totalen Krieg wolle. Als ob es überhaupt eine Wahl gehabt hätte. Der russische Revolutionär LEO TROTZKI rettete Reich und Regierung im Bürgerkrieg, als er seine Soldaten mit glühendem Eifer zum Äußersten antrieb. Sie folgten ihm freiwillig. Der letzte SCHAH VON PERSIEN wollte sein Reich gründlich und radikal ins zwanzigste Jahrhundert katapultieren. Sein Öl machte es möglich, aber der Hang zur Geheimnistuerei in Verbindung mit seiner Vorliebe für geheime Machtausübung brachte sein Regime zu Recht in Verruf. Zuletzt regierte er nur noch mit Hilfe von Geheimpolizei und verborgenem Terror.

Immer haftet Ihnen etwas Extremes an. Unter normalen Umständen jedoch sind Sie einfach ein vorzüglicher, manchmal etwas besessener Arbeiter, pflichtbewußt, zuverlässig, gründlich. Als Mann lieben Sie es, andere zu überwachen oder zu kontrollieren (etwa durch Hypnose). Als Frau strahlen Sie eine tiefgründige Sinnlichkeit aus, müssen aber deswegen nicht unbedingt zur »Femme fatale« werden. Sie können Ihre Fähigkeiten, in die Tiefe zu gehen und das Dunkle zum Vorschein zu bringen, auch in den Dienst der Wissenschaft stellen. Wie zum Beispiel die berühmte Chemikerin und Physikerin MARIE CURIE, die nach jahrzehntelanger mühseliger Arbeit aus einer dunklen Brühe das Radium extrahierte und zuletzt an seiner tödlichen Strahlung zugrunde ging. Doch der Tod schreckt Sie nicht.

Ihr Tier ist nicht nur der giftstachelbewehrte und lichtscheue Panzerraßler dürrer Landstriche. Ihnen werden auch der Adler der Lüfte und die (verführerische?) Schlange zugesprochen. So ist auch Ihr Leben: In höchsten Höhen idealistischer Gesinnung schwebend oder im Staube kriechend und aus dunklen Höhlen Gift versprühend. Das allerdings kann auch recht amüsant sein. LORIOTS Humor ist ebenso feinsinnig wie hinterhältig und treffend.

Auch wenn Sie es nicht zugeben, üben Tod und Sex eine gewisse Faszination auf Sie aus. Nicht umsonst ist Deutschlands erfolgreichster Versandhandel von »Ehehilfe-Produkten« (und Pornofilmen) fest in Händen einer Skorpion-Frau (BEATE UHSE). Und der Geigenvirtuose NICCOLÓ PAGANINI wurde als »Teufelsgeiger« berühmt, weil er sich wie ein Popstar kleidete und aufführte. Die Damen lagen ihm zu Füßen, und er legte sich gern dazu. Man soll die Wirkung der Musik nicht unterschätzen.

Ihre große Begabung – ebenso wie Ihr Problem – ist Ihr *Hang zum Extremen.* Machen Sie das Beste daraus, und ziehen Sie nicht andere Menschen (oder sich selbst) in den Abgrund!

Ihre wichtigsten Organe sind die *Ausscheidungs- und Geschlechtsorgane.* Achten Sie beizeiten auf Probleme in diesem Bereich!

Sind Sie ein *Schütze*, dann verstehen Sie es vorzüglich, weitreichende Pläne zu fassen und sie auch in die Realität umzusetzen. *Jupiter* beherrscht Ihr Zeichen, und dieser Planet verspricht Expansion und Erfolg. Sie können gar nichts anders, Sie müssen international (oder gar interplanetar) denken. Der amerikanische Physiker FREEMAN DYSON (beachten Sie den Vornamen!) propagierte sogar ein »stellar engineering«, also Sternentechnik. Dabei sollten neue Sterne erzeugt, unbrauchbare abgeschoben oder vernichtet und brauchbare so manipuliert werden, daß sich das Weltall sichtbar verändert. So ungefähr ist Ihre Art zu denken.

Sie müssen aber gar nicht so weit in die Ferne schweifen. Fangen Sie klein an, joggen Sie um den Häuserblock. Oder hüpfen Sie ein bißchen auf einer Matte. JANE FONDA gab dem Ganzen einen zündenden Namen (eine Mischung aus »air« – Luft und »Akrobatik«, schon klang es wie »Erotik«) und verdiente viel Geld damit. Der Vater der berühmtesten Maus der Welt, WALT DISNEY, hatte so weitreichende Pläne, daß ihm immer alle davon abrieten. Und immer übertraf der Erfolg bei weitem alle Erwartungen. Disney dachte groß und handelte auch entsprechend.

Wenn Sie sich allerdings mit Kleinigkeiten abgeben müssen – wie in der Politik –, dann sind Sie nicht ganz in Ihrem Element. Und das kann zu Verbitterung, Zynismus, ja sogar Brutalität führen. Denn unter Ihrem Zeichen finden wir nicht nur kühne und weitblickende Staatsmänner wie WILLY BRANDT, sondern auch recht unangenehme Gestalten wie NERO, STALIN oder Chiles PINOCHET. Die tägliche Verwaltungsarbeit liegt Ihnen nun mal nicht; überlassen Sie sie denen, deren Blick fürs Detail sie dazu prädestiniert.

Wie gesagt, die Einzelheiten spielen für Sie keine besondere Rolle, wohl aber der große Zusammenhang. Im Grunde Ihres Herzens sind Sie religiös, aber nicht unbedingt im traditionellen Sinn. Ihnen geht es um geistige Zusammenhänge, um weltumspannende Systeme, um Übergreifendes und Kühnes. Selbst als Haupt der ältesten organisierten Kirche können Sie zu neuen Ufern aufbrechen (wie etwa Papst JOHANNES XXIII.). Und die Ethnologin MARGARET MEAD war eine ebenso mutige wie unkomplizierte Frau, die unsere Auffassung von Sexualität, von Mann und Frau und von den Beziehungen der Geschlechter durch ihre Feldforschungen bei den »Primitiven« revolutionierte.

Als Mann sind Sie der geborene Vertreter, Börsenspekulant (aber international!), Jet-setter, Côte-d'Azur-Playboy oder was auch immer. Als Frau haben Sie eine sportliche Figur sowie eine besondere Begabung zum Programmieren, denn die erste Programmiererin der Welt mit dem poetisch-verträumten Namen ADA GRÄFIN LOVELACE war unter Ihrem Zeichen geboren. Wenn sie nicht gerade die »analytische Maschine« ihres Chefs CHARLES BABBAGE mathematisch betreute, dann ging sie reiten. Und die Schöpferin der meistverwendeten Programmiersprache der Welt (COBOL), GRACE HOPPER, ist von Beruf Admiral zur See.

Die Pfeile in Ihrem Köcher befähigen Sie auch zu spitzen Bemerkungen: Einige große Satiriker der Feder und des Pinsels gehören hierher: JOHANN NESTROY ebenso wie JONATHAN SWIFT, HEINRICH HEINE ebenso wie HENRI DE TOULOUSE-LAUTREC, EUGÈNE IONESCO und HEINRICH BÖLL.

Ihre große Begabung – ebenso wie Ihr Problem – ist Ihr *Denken im Großen.* Da können Sie leicht zu Überheblichkeit, Größenwahn und letztlich gar zu Selbstvergöttlichung neigen (wie STALIN oder BHAGWAN). Setzen Sie Ihre kühnen Pläne also lieber zum Wohle der Menschheit ein.

Ihr markantester Körperteil ist Ihre *Hüfte.* Verrenken Sie sie nicht, und bleiben Sie beweglich!

Sind Sie ein *Steinbock*, dann geht bei Ihnen alles langsam. Sie haben Zeit, unendlich viel Zeit. Ihr beherrschender Planet *Saturn* ruht in seiner Höhle und wartet auf die Wiedergeburt des Goldenen Zeitalters, dessen Herrscher er sein wird. Sein Sohn Jupiter macht zwar keine Anstalten, die Herrschaft abzugeben. Doch Saturn läßt sich davon nicht beeindrucken. Geduld ist seine große Stärke. Und das große Ziel – den Gipfel des Berges, die gesellschaftliche Anerkennung, die politische Macht – verliert er nie aus den Augen.

So konnte KONRAD ADENAUER geduldig die Nazizeit überdauern und in einem Alter Bundeskanzler werden, da andere schon seit zehn Jahren in Pension sind. Denn bei Ihnen tritt ein merkwürdiges Phänomen auf: Die Zeit läuft rückwärts. Als Kind sind Sie altklug und viel zu ernst. Als Jugendlicher meiden Sie Frivolitäten. Als Erwachsener streben Sie nach gesellschaftlicher Anerkennung und der Verwirklichung traditioneller Sichtweisen. Doch je älter Sie werden, um so »ausgeflippter« kann man Sie erleben. Da, wo andere gesetzt an ihren Lebensabend denken, fangen Sie erst richtig an, das

Leben zu genießen. Und trotz Ihres Wissens um Tradition und gesellschaftliche Zwänge scheren Sie sich wenig darum. Mit schwarzem Humor machen Sie sich über all die – wie Sie finden – vertrottelten Alten lustig, die sich in sich selbst vergraben wie Ihr Gott in seiner Höhle. Aber der wurde ja dorthin verbannt; an sich wäre er auch lieber noch politisch tätig.

Als Mann wirken Sie gefestigt, ein Bollwerk im Strom der hektischen Zeit. Als Frau fehlen Ihnen gelegentlich die sinnlichen Reize, die Sie gern hätten. Schließlich war JEANNE D'ARC eine hervorragende Feldherrin, aber ihre erotischen Reize fanden die Zeitgenossen anscheinend nicht erwähnenswert. Doch diesen Mangel können Sie durch eine überlegene Distanziertheit wieder wettmachen. MARLENE DIETRICH wirkte ausgesprochen begehrenswert. In Wirklichkeit war sie einfach eine unermüdliche Arbeiterin, die ihr Kapital – ihre Beine – pflegte und mit zunehmendem Alter immer interessanter wurde.

Wenn Sie freiwillig auf Macht und Anerkennung, auf Anpassung und gesellschaftliches Weiterkommen verzichten, können Sie Großes leisten. So wie ALBERT SCHWEITZER, der – in Bescheidenheit und Achtung vor anderen Völkern und Sitten – der Menschheit diente und dabei nie seinen Humor verlor. Humor ist überhaupt Ihre Stärke. Einer der größten Clowns, mit dem Künstlernamen GROCK, ist unter Ihrem Zeichen geboren: aber auch CARY GRANT war ein Clown. Der Schweizer Schriftsteller FRIEDRICH DÜRRENMATT schrieb Erzählungen voll schwarzen Humors, desgleichen sein amerikanischer Kollege EDGAR ALLAN POE, bei dem sogar der Horror ironische Untertöne trägt. Und Boxmeister MUHAMMAD ALI fiel nicht nur durch seine exzellente Technik, sondern auch durch seine selbstverfaßten sarkastischen Vierzeiler auf.

Ihre große Begabung – ebenso wie Ihr Problem – ist Ihre

Fähigkeit zum *Anklammern*, besonders, wenn es um weltliche *Macht* geht. Das haben Konrad Adenauer, RICHARD NIXON, MAO TSE-TUNG und HELMUT SCHMIDT getan, nachdem sie für ihr Volk Großes geleistet hatten. Bleiben Sie locker, und seien Sie den Menschen ein Vorbild an Jugendlichkeit (in Ihrem Alter!), Ausdauer und Humor.

Sie sind im großen und ganzen ein harter *Knochen*, und das sind auch die besten Teile an Ihnen. Achten Sie darauf, daß Sie nicht verknöchern, und vergessen Sie nicht zu trinken – Wasser und Wein, Gefühle und Sinneswahrnehmungen.

Sind Sie ein *Wassermann*, dann können Sie sich glücklich schätzen, denn jetzt ist Ihr Zeitalter angebrochen. Was nicht heißt, daß Sie weniger Probleme haben werden als bisher. Aber zumindest werden jetzt alle Menschen so wie Sie, was bedeutet, daß keiner so wie Sie sein wird. Denn Ihr beherrschender Planet *Uranus* macht Sie zum extremen Individualisten. Sie sind der geborene Exzentriker, der den Weihnachtsbaum zu Ostern schmückt und die Ostereier zu Weihnachten im Schnee versteckt.

Ihnen liegt auch sehr an der Freiheit der anderen. Ihre Helden sind die Befreier der Sklaven wie ABRAHAM LINCOLN oder auch FRIEDRICH DER GROSSE, der die Leibeigenen freisetzte, die Folter und die Hexenprozesse abschaffte und es ausdrücklich zuließ, daß man ihn karikierte. Noch besser gefällt Ihnen die hintergründige Art der »Hacker«, jener meist jugendlichen Computer-Kenner, die in fremden Datenbanken, sogar in die Computer der NASA, eindringen, nur um dort eine Botschaft zu hinterlassen: »Kilroy was here.« Es geht ihnen ums Ausprobieren, nicht etwa um Macht oder gar materielle Vorteile.

Und Sie können sich auch sicher mit jener Frau identifizieren, die – Mutter von zwei Kindern, treusorgende Hausfrau und liebende Gattin – eines Tages zu ihrem Mann sagte: »Ich möchte mal wissen, wie das ist, wenn man auf dem Motorrad durch die Sahara fährt. Also tschüs, Essen ist im Kühlschrank.« Und die nach sechs Wochen wiederkam und sagte: »Also *das* war ein Erlebnis!«

Sie sind den Dingen und den Menschen gegenüber gleichzeitig offen und distanziert. Das kann dazu führen, daß Sie sich für Technik ebenso interessieren wie für Astrologie, für physikalische Grundlagenforschung ebenso wie für Kontakte mit dem Jenseits. Es kann aber auch dazu führen, daß Ihnen Ihr Weltbild wichtiger ist als die Wirklichkeit und Sie daher alles ablehnen, was nicht hineinpaßt. Es kann sogar soweit führen, daß Ihnen die eigene Meinung wichtiger ist als die Welt, die Menschen, Ihre Beziehungen. Dann wirken Sie arrogant, abweisend oder gar leicht verrückt. KAISER WILHELM I. war so ein Mensch, der Märchenkönig LUDWIG II. ebenfalls.

Im allgemeinen aber sind Sie als Mann ein guter Kumpel mit fortschrittlicher Gesinnung und einem brüderlichen Verhältnis zu allen Menschen. DANIEL DÜSENTRIEB ist Ihr Vorbild (dessen Sternzeichen aber unbekannt ist), und auch mit Männern wie GALILEO GALILEI, CHARLES DARWIN UND THOMAS A. EDISON können Sie sich gut identifizieren. JULES VERNE porträtierte genau diesen Typ des optimistischen Wissenschaftlers, Abenteurers und Forschers. Als Frau verstrahlen Sie eine kühle Sinnlichkeit (wie KIM NOVAK oder NASTASSJA KINSKI), sind selbstbewußt und unkompliziert.

Allerdings haben Sie ein langfristiges Problem: Sie finden Ihre Mitte nicht. Darum können Sie sich auch so gut mit anderen identifizieren und sie in beinahe hellsichtiger Weise verstehen. JAMES DEAN war ewig auf der Suche nach seinem

Ich, und dadurch wurde er zur Identifikationsfigur für Millionen. Ähnlich war es bei seinem Kollegen RONALD REAGAN, der erst Erfolg hatte, als sich sein Publikum ganz real mit ihm identifizieren konnte (oder sollte). Und auch der Dichter und Dramatiker BERT BRECHT hatte Probleme damit. Sein *Herr Puntila* ist eine gespaltene Persönlichkeit, desgleichen *der gute Mensch von Sezuan.*

Ihre große Begabung – ebenso wie Ihr Problem – ist Ihre Fähigkeit, *geistige Welten* zu erschaffen. Verlieren Sie sich nicht darin, sondern statten Sie auch *dieser* Welt gelegentlich einen Besuch ab!

Ihr bester Körperteil sind Ihre *Unterschenkel.* Achten Sie beizeiten auf Krampfadern!

Sind Sie ein *Fisch,* dann sind Sie eigentlich zwei Fische. Nicht, daß Sie sich gespalten fühlten wie ein Zwilling oder Wassermann. Aber die beiden Teile Ihres Wesens behindern sich gegenseitig, und so kommen Sie nie so recht vom Fleck. Es sei denn, Sie folgen den Strömungen. Dann allerdings können Sie eine ganze Menge in Bewegung bringen. Generalsekretär GORBATSCHOW ist gerade dabei. Vor ihm versuchte sich Maria Theresias Sohn JOSEPH II. daran. *Er* scheiterte.

Am liebsten aber schwimmen Sie in Ihrem Aquarium einfach so herum und lassen sich's gutgehen. Manchmal leiden Sie auch ein wenig, aber das gehört zu Ihrem Wesen. ARTHUR SCHOPENHAUER machte daraus eine ganze Philosophie. Die Wirklichkeit ist im allgemeinen nicht sonderlich interessant für Sie. Lieber treiben Sie sich in Scheinwelten herum, wie es ja auch *Neptun,* Ihr beherrschender Planet, anzeigt. Denn im großen Ozean der Illusionen gibt es viele Täuschungen.

So sind Sie am besten im Film und auf der Bühne aufgehoben. ELIZABETH TAYLOR war schon mit zwölf ein gefeierter Filmstar, ehe sie durch diverse Ehe-Affären auch anderweitig Ruhm erlangte. Und RUDOLF NUREJEW gehört zu den bedeutendsten Ballett-Tänzern unserer Zeit. Aber Sie müssen jetzt nicht gleich Ballettunterricht nehmen. Als Mann haben Sie überall Erfolg, wo es auf Sensibilität und Bescheidenheit ankommt, zum Beispiel in therapeutischen und anderen heilenden Berufen. Sind Sie eine Frau, gilt das noch viel mehr, denn Sie sind ein sehr weibliches Zeichen mit viel Tiefe und menschlicher Wärme.

Ob Sie sich nun um den kleinen Mann von nebenan kümmern (wie der große, aber stets bescheidene und einfache Seher EDGAR CAYCE) oder ob Sie die Hungernden in Afrika betreuen (wie KARLHEINZ BÖHM), immer schimmert etwas Mystisches und Illusionäres durch Ihre Handlungen. Im besten Sinn sind Sie ein humanistischer Visionär wie ALBERT EINSTEIN oder wie der bescheidene und doch so erfolgreiche Beichtvater verzweifelter Hexen, der Dichter und Theologe FRIEDRICH SPEE VON LANGENFELD, der entscheidend dazu beitrug, daß die soziale Seuche des Hexenwahns langsam zu Ende ging. Sogar als Schriftsteller setzen Sie sich noch für die Armen und Elenden der Welt ein. VICTOR HUGO tat das in einem Roman mit dem bezeichnenden Titel *»Die Elenden«*. KARL MAY setzte sich in seinen Büchern für das Schicksal der verfolgten Indianer ein.

Doch das Meer ist tief, und in seinen Abgründen liegt viel Schmutz. Verschließen Sie sich Ihrer Empfindungswelt, kann Schlimmes geschehen. Dann verkehren sich Ihre Gefühle in ihr Gegenteil, und aus dem bescheidenen Helfer der Menschen wird ein sadistischer Quäler. ADOLF EICHMANN, eifriger Vollstrecker der »Endlösung«, und ADOLF MENGELE, der Schreckensarzt von Auschwitz, sind dafür düstere Beispiele. Was in ihnen vorging, können wir nicht sagen; vielleicht wußten sie es selber nicht.

Ihre große Begabung – ebenso wie Ihr Problem – ist Ihre Fähigkeit zum *Mitfühlen.* Setzen Sie diese für ein würdiges Projekt ein.

Ihr bester Körperteil sind Ihre *Füße.* Treten Sie sich nicht selbst ständig darauf, sondern lassen Sie ihnen auch ein wenig Pflege angedeihen. Und da sich bekanntlich der Körper des Menschen in seinen Füßen widerspiegelt (wovon die Fußreflexzonenmassage Gebrauch macht), wird es Ihnen Ihr ganzer Körper danken.

5

Kalomel
oder
Wie werde ich schlank, schön und gesund?

Wer sucht, höre nicht auf zu suchen, bis er findet. Und wenn er findet, wird er verwirrt werden, und wenn er verwirrt ist, wird er sich wundern, und er wird herrschen über das All.

THOMAS-*Evangelium*

Im vorigen Jahrhundert (und auch noch in diesem) gab es ein Wundermittel, das von fahrenden Gesellen auf Jahrmärkten angepriesen wurde. Es nannte sich »Kalomel« und enthielt unter anderem Quecksilber. Wer es nicht in den Zähnen hatte, bekam's auf diese Weise ins Blut. Kein Wunder, daß das Mittel in Verruf geriet.

Nun sollte man meinen, daß die Menschen daraus gelernt hätten. Doch das Bedürfnis, an die Existenz eines (materiellen oder geistigen) Allheilmittels zu glauben, scheint uns angeboren zu sein. Und so stürzen sich viele allzugern auf die eine oder andere Lehre, Meditationstechnik oder Diät und versprechen sich davon die Lösung all ihrer Probleme. Wer sich einbildet, derlei gefunden zu haben, kann sich jedes weitere Suchen (also Denken, Erfahren) schenken. Das Kalomel unserer Zeit heißt für viele – oberflächlich verstanden – »positives Denken«, Rei-Ki, transzendentale Meditation, die

Verehrung eines indischen Gurus, eines »Erleuchteten«, oder die Anwendung von Edelsteinen. Von den Tausenden anderer Heilsbotschaften ganz zu schweigen. Die Menschheit lernt nicht aus.

So heißt es immer wieder, der Mensch brauche genügend Schlaf. Acht Stunden sei die Norm. Weil dieser Mythos so tief in uns verwurzelt ist, bekommen Menschen, die nachts nicht schlafen können, Angst, sie seien krank. Folgerichtig gehen sie zum Arzt, der ihnen ein Schlafmittel verschreibt. So vergiften sie sich langsam selbst und werden tatsächlich krank – weil sie gesund leben wollten! Wieviel Schlaf der Mensch braucht, ist individuell völlig verschieden. Dem rastlosen Erfinder THOMAS ALVA EDISON genügten drei bis vier Stunden Schlaf pro Nacht. Zu mehr reichte ihm die Zeit nicht. Edison wurde 84 und bewahrte sich seine Schaffenskraft bis ins hohe Alter.

In einer Art »Charta des gesunden Lebens« einer deutschen Heilstätte, die sich »Regenbogenzentrum« nennt, lese ich beispielsweise: »Gesundheit ist innerer Friede.« Mitnichten! Nach meiner Definition von Gesundheit als Selbstverwirklichkung kann gerade eine kämpferische Einstellung einen gesunden Menschen ausmachen. ROBERT JUNGK kämpfte zeit seines Lebens gegen den Wahnsinn der Atomwaffen und den Unsinn der Kernkraftwerke, und das nicht nur in Wort und Schrift. Ich halte ihn dennoch für einen außerordentlichen gesunden Menschen, der seinen Frieden *nicht* gefunden hat, weil auch die Welt noch nicht soweit ist. Übrigens ist er auch im klassischen Sinn, das heißt körperlich, gesund.

Auch Sprüche wie: »Es gibt keine andere Zeit als das Jetzt« sind nicht dazu angetan, einem Menschen mit Zukunftsvisionen das Heil zu bringen. Ich habe eher die umgekehrte

Erfahrung gemacht: Kämpferische, »unfriedliche«, engagierte, zukunftsorientierte Menschen sind gesund, und zwar nicht nur körperlich. *Sie* sind die wahren Heiler der Menschheit.

Lassen Sie sich auch nicht einreden, Sie müßten um jeden Preis selbstbewußt und erfolgreich werden. Wozu eigentlich? Ein englischer Mathematiklehrer namens CHARLES LUTWIDGE DODGSON gehörte zu den schüchternsten, steifsten und äußerlich erfolglosesten Menschen der Weltgeschichte. Doch in seiner Phantasie schlüpfte er in die Maske des Märchenerzählers. Unter seinem Pseudonym LEWIS CARROLL veröffentlichte er zwei Bücher, die mittlerweile zur Weltliteratur gehören: »*Alice im Wunderland*« und »*Alice hinter den Spiegeln*«. Die Alptraumwelten, die er darin beschreibt, sind aktueller denn je. Der Erfolg der Bücher hinderte ihn nicht daran, in Gesellschaft infolge seiner extremen Schüchternheit stundenlang zu schweigen, bei Reden heftig zu stottern und zeit seines Lebens Angst vor Frauen zu haben. Dennoch war er gesund, nicht nur körperlich.

Natürlich kann die Suche nach innerem Frieden, können mehr Schlaf, kalte Duschen, frische Landluft und ein einfaches Leben durchaus zur Genesung beitragen und für manche Menschen – vielleicht sogar für viele – notwendige Voraussetzungen zum Gesundwerden sein. Sie *können*, aber sie *müssen* nicht. Darauf kommt es an. Was »Gesundheit« für den einzelnen bedeutet, das sei nochmals betont, hängt von seinen Anlagen und vom Stadium seiner Entwicklung ab, mathematisch gesprochen von seinen Koordinaten im Raum des Charakters und in der Zeit seines Lebens. Und diese kann man, unter anderem, dem Horoskop entnehmen.

Die Astrologie liefert durchaus auch allgemeine Einsichten und zeigt auf, wo in unserer Zeit Prozesse zur Gesundung der Menschen gefunden werden können. Aber entscheidend ist das Individuum, nicht die Theorie. »Der Mensch ist das Maß aller Dinge« hieß es bei den alten Griechen, was soviel bedeutet wie: Verlaß dich auf keine Theorie, horche in dich selbst hinein.

Um nun die Astrologie als Hilfsmittel der Selbsterkenntnis zu verwenden, benötigen Sie als erstes ein Horoskop. Falls Sie noch keins besitzen, dann können Sie den Gutschein am Ende dieses Buches verwenden. Sie bekommen dann ein computerberechnetes Horoskop. Das allerdings müssen Sie erst deuten. Wenn Sie selbst anhand dessen, was Sie in diesem Buch darüber erfahren, immer noch nicht wissen, wie Ihre spezifische Gesundheit aussieht (und wie Sie Ihre Krankheiten loswerden), dann gehen Sie zu einem guten Astrologen oder Berater. Aber möglichst zu einem, der *nicht* einem bestimmten System anhängt, sondern die Vielfalt der Möglichkeiten gelten läßt!

Wie man das herausfinden kann? Ganz einfach: Je mehr jemand weiß (und mit seinem Wissen prahlt), desto vorsichtiger sollten Sie sein. Halten Sie sich an den Ausspruch des Satirikers Robert Anton Wilson, der da sagte: »Alles, was du weißt, ist falsch!« Und damit hat er recht, denn es gibt im Zeitalter des individuellen Wassermanns kein Wissen, das alle teilen müßten, teilen könnten oder teilen sollten. Jeder Mensch ist ein Universum für sich, mit seinen eigenen Regeln, mit seinen eigenen Krank- und Gesundheiten. Der römische Arzt Galen hat auch das schon vorweggenommen. Für ihn war klar: »Man muß auf die Natur des Kranken achten, denn für jeden Menschen existiert eine besondere Therapie.«

Bevor wir uns nun mit den Spezialitäten astrologischen Wissens auseinandersetzen, noch ein paar Gedanken zu dem, was wir »Krankheit« nennen.

6

Ich muß den Tuberkel finden oder Wie sich unsere Auffassung von Krankheit wandelt

Es gibt keine Wirklichkeit als die, die wir in uns haben.
HERMANN HESSE: *Demian*

In einem Sketch von Ostfrieslands Oberbarden OTTO blickt ROBERT KOCH ernst ins Mikroskop und spricht mit grimmiger Entschlossenheit: »Ich muß den Tuberkel finden!« Und das dauert gar nicht lange, denn unter dem Okular ruft ihm ein Mini-Otto fröhlich zu: »Hallo, Roby, ich bin's, der Tuberkelbazillus!«

So ähnlich geht es uns bei wissenschaftlichen Entdeckungen. Wir sehen das, was wir erwarten. Etwas anderes können wir gar nicht sehen! Und so sind unsere Auffassungen von »Krankheit« vom jeweiligen Zeitgeist geprägt. Einige davon will ich hier aufzählen, ohne Wertung. Allerdings werde ich die Konsequenzen einer jeden Auffassung aufzeigen. Der Leser kann dann selbst entscheiden, welche ihm mehr zusagt – oder für ihn im Augenblick gerade zutrifft. Da es sich dabei um »Paradigmen« handelt (welch schreckliches Wort), also um Muster des Erkennens, kann man auch nicht entscheiden, ob ein solches Denk- und Sehmuster »wissenschaftlich« ist oder nicht. Schon eher, ob es uns etwas nützt.

Auffassung eins: Krankheit ist eine *Strafe Gottes.* Dies war im Mittelalter und zu anderen Zeiten die allgemeine Auffassung der Gelehrten und des Volkes. Und heutzutage, im Zeitalter einer Geschlechtskrankheit mit einem unauffälligen Namen, scheint man sich dieser Theorie in bestimmten Kreisen wieder anzunähern: das ausschweifende Leben der Menschen, die Rache der gequälten Natur usw. Womit ich nicht sagen will, daß diese Auffassung falsch oder lächerlich sei. Ich will nur zeigen, daß sie tief in uns verwurzelt ist und immer noch unser Denken bestimmt.

Welche Konsequenzen ergeben sich daraus? Wenn Gott uns das Leiden geschickt hat, kann auch nur Er es wieder nehmen. Also braucht man auch nichts dagegen zu tun. Was denn auch? Nun ja, man könnte versuchen, ihn umzustimmen: durch Gebete, ein frommes Leben und Weihrauchspenden an die Dorfkirche. Andererseits wird er schon gewußt haben, warum er uns diese oder jene Krankheit (meist eine Seuche) zukommen ließ. Die Menschen haben es nicht anders verdient, sollen sie also ruhig leiden. Isoliert die Kranken, damit wenigstens ein paar Gesunde übrigbleiben. Und bessert euch; dann verschwindet die Seuche schon von allein.

Die nächstliegende und auch erfolgversprechendste Art von »Besserung« wäre nun in unserem konkreten Fall Enthaltsamkeit oder zumindest ein besonnenes, umsichtiges Sexualverhalten. AIDS aber ist, astrologisch gesehen, eine Pluto-Krankheit, und dieser Planet hat nicht nur mit Seuchen zu tun, sondern auch mit sexueller Besessenheit, allgemein mit Zwangsverhalten, mit tiefsitzenden Steuerungsmechanismen, die nur schwer überwunden werden können.

Auffassung zwei: Krankheit ist ein *Betriebsunfall der Natur.* So denken wir im allgemeinen, wenn uns ein unvorhergesehener Zwischenfall, Unfall, Durchfall oder sonst ein unangenehmer Vorfall ans Bett fesselt. Wir können dann nicht mehr richtig funktionieren, unsere Arbeitsleistung ist eingeschränkt. Damit sinkt auch unser Ansehen in der Gesellschaft, möglicherweise sogar unser Lohn, und eigentlich ist es nicht ganz erlaubt. Jedenfalls sollte man (»frau«) möglichst schnell wieder gesund werden. Um aber dem Boß zu zeigen, daß man sich als harter Mann oder harte Frau von ein paar lächerlichen Bakterien nicht unterkriegen läßt, geht man so lange ins Büro, bis man zusammenbricht und die Krankheit mit harten Chemikalien bekämpfen muß. Aus reiner Solidarität werden auch noch die Kollegen angesteckt. Immerhin, man hat ihnen gezeigt, daß man volkswirtschaftlich und sozial denkt und entsprechend handelt.

Die Konsequenzen einer solchen Auffassung sind klar: Die Folgen der Arbeitsunfähigkeit müssen so schnell wie möglich und um jeden Preis (die Krankenkasse zahlt's ja) beseitigt werden. Funktionsfähigkeit ist Pflicht. Welche Nachfolgen, Nebenwirkungen und Dauerschäden sich aus der Behandlung mit »chemischen Bomben« ergeben, spielt keine Rolle. Hauptsache, die Schraube im Getriebe sitzt wieder an ihrem Platz – und wartet auf den nächsten Unfall.

Auffassung drei: Wer krank ist, der ist *besessen.* Meist sind es böse Geister, Dämonen und andere widernatürliche Gesellen, die da von einem Besitz ergreifen. Und die muß man austreiben oder töten, koste es, was es wolle. Raten Sie nun mal, in welcher Zeit man so dachte. Sie kommen doch nicht darauf: Es ist unsere *heutige* Auffassung von Krankheit! Einziger Unterschied zu den Zeiten finsteren Aberglaubens: Die Dämonen heißen nicht mehr »Beelzebub« oder »Satanas«, sondern etwa »Bacillusanthracis« oder »Staphylococcus«. »Krankheit« hat in unserer Zeit mit Vorliebe *eine* wissenschaftliche Ursache: Bakterien und Viren. Oder Slow-Viren, die besonders langsam wirken. Oder Retroviren, die besonders heimtückisch sind. Oder Slow-slow-Viren, die sich erst nach dem Tod des Opfers entwickeln. Oder ... Und die vielen Krankheiten, bei denen man keine solchen Dämonen findet (und das sind nahezu alle wichtigen Krankheiten unserer Zeit), können nach diesem Paradigma (= Denkschema) eben nicht geheilt werden.

Sie meinen, ich übertreibe? Dann schauen Sie sich doch die Heilmethoden an, die wir auf unsere Zivilisationskrankheiten anwenden. Zum Beispiel auf Krebs. »Wenn dir dein rechtes Auge Ärgernis schafft«, heißt es in der *Bibel*, »so reiß es aus und wirf's von dir.« Genauso verfahren wir. Erst verteufeln wir die Krebszellen als aggressive Zerstörer, dann schneiden wir sie heraus und töten sie mit radioaktiven Strahlen. »Stahl« und »Strahl« sind unsere Waffen gegen die bösen Feinde. Man beachte das kriegerische Vokabular! Daß dabei nicht nur »der Feind«, sondern auch der Mensch vernichtet wird, zumindest langfristig, wird eben in Kauf genommen.

Die Konsequenzen dieser Auffassung sind klar: Der Feind muß vernichtet werden. Sitzt der Feind im Körper, wird der entsprechende Teil des Körpers entfernt. Wenn der Körper selbst zum Feind wird – wie etwa bei den zahlreichen Autoimmunkrankheiten –, dann wird es *wirklich* problematisch! Vielleicht gibt's doch noch irgendwelche Dämonen zum Vertreiben?

Auffassung vier: Krankheit ist eine *Möglichkeit, etwas zu erreichen.* Bringt man Ihnen zuwenig Aufmerksamkeit entgegen? Möchten Sie einmal im Mittelpunkt stehen, gepflegt, gefüttert, umsorgt und betreut werden? Möchten Sie ausspannen, sich erholen, die Arbeitsstätte für einige Zeit meiden? Haben Sie genug vom Familienzank, von den täglichen Auseinandersetzungen am Abendtisch, von den Einschränkungen und geistigen Vergiftungen? Ganz einfach: Werden Sie krank! Nichts Ernsthaftes, aber doch ein bißchen mehr als die übliche Wintergrippe. Diese Art von Krankheit zahlt sich aus. Und den meisten Menschen ist das auch bewußt.

Die Konsequenz dieser Auffassung ist ziemlich einfach: Werden Sie nicht krank! Was immer Sie mit Hilfe der Krankheit erreichen oder vermeiden wollen – versuchen Sie's doch einmal ohne Krankheit! So lernen Sie, Ihre Bedürfnisse zu erkennen und auch ohne Zwangsmaßnahmen durchzusetzen. Und wenn das in Ihrer jetzigen Umgebung nicht möglich ist, dann wechseln Sie sie. Und vergessen Sie nicht: Krankheitsfaktor Nummer eins ist in unserer heutigen Zeit nicht die Umweltverschmutzung, die Vergiftung der Nahrung oder des Trinkwassers; sind nicht Bakterien und Viren, auch nicht genetische Defekte oder das Ozonloch. Krankheitsfaktor Nummer eins ist *die Familie.* Sollten Sie zu *dieser* Erkenntnis gelangt sein, dann ziehen Sie die entsprechenden Konsequenzen!

Auffassung fünf: Krankheit ist eine *Störung des kosmischen Gleichgewichts.* Diese Auffassung ist uns Abendländern fremd, die wir uns nur für uns selbst verantwortlich fühlen und frei nach dem Bibelspruch »Macht euch die Erde untertan« die Natur vergewaltigen. Sie ist aber typisch für manche östliche Kulturen. Die Chinesen beispielsweise haben schon in ihrem Yin-Yang-Symbol den Ausgleich der Kräfte verewigt. Astrologisch gesehen untersteht dieses Reich dem Zeichen Waage. Seltsamerweise wurde das moderne China, der Staat MAO TSE-TUNGS, wiederum zur Waagezeit gegründet! Aber auch die Indianer weisen uns darauf hin, daß die Menschheit nie gesunden kann, wenn sie die Natur, ihre eigene Natur, weiterhin so behandelt.

Da nun der Mensch nach chinesischer Auffassung kein vereinzeltes Individuum ist, sondern stets in eine größere Gemeinschaft eingebunden bleibt – in Familie, Gesellschaftsschicht, Staat, Natur und Kosmos –, kann man eine menschliche Erkrankung auch nicht für sich allein betrachten. Vielmehr muß man das kosmische Gleichgewicht wiederherstellen. Wie man das macht? Diese Frage bereitet uns individualistischen Abendländern einige Probleme. Suchen wir also erst eine uns verständliche Übersetzung dieses Begriffes.

Wo der Mensch in die Natur eingriff, gab es oftmals langfristige ökologische Probleme. Nun versuchen die Menschen mit Hilfe derselben Technik, die das Unglück geschaffen hat, das Gleichgewicht der Natur wiederherzustellen. Begradigte Bäche werden wieder in künstliche Schleifen gelegt, Monokulturen durch Artenvielfalt aufgelockert, Pestizide durch natürliche Schädlingsvertilger ersetzt. Manchmal funktioniert die Sache, manchmal nicht. Jedenfalls wird hier der Versuch gemacht, die Natur wieder ins Gleichgewicht zu bringen.

An einem anderen Beispiel sehen wir deutlich, daß die individuelle Betrachtung einer Krankheit nicht immer zu einer erfolgreichen Behandlung führt. Das gilt besonders für Krankheiten der Gesellschaft. So leiden viele Länder Nord-, Mittel- und Südamerikas an einer steigenden Kriminalität, besonders in den Großstädten. Wegen Kleinigkeiten werden Menschen zusammengeschlagen, wegen ein paar Dollar umgebracht. Wie kann man die Menschen von dieser sozialen Seuche befreien?

Man kann jeden einzelnen Täter einer Therapie unterziehen und hoffen, daß er, als geheilt entlassen, in Zukunft die Gewalt als Lebensform ablehnen werde. Was aber, wenn er oder sie tagtäglich dieser Gewalt begegnet? Wenn die Gesellschaft als ganze gewalttätig ist? Dann muß man die Gesellschaft kurieren. Und das geht sicher nicht, wenn die Stützen der Gesellschaft – zum Beispiel die Politiker – selbst mit schlechtem Beispiel vorangehen.

Die hier angemessene Therapie zu finden ist sehr schwierig, vor allem deshalb, weil sich unsere Medizin nicht mit solchen Problemen beschäftigt. Im nächsten Kapitel werden wir näher darauf eingehen.

Auffassung sechs: Krankheit ist eine *Stufe auf dem Weg der geistigen Höherentwicklung*. Immer mehr Mediziner beginnen, sich für alternative Heilmethoden zu interessieren. Denn die großen Krankheiten unserer Zeit – Krebs und Kreislauferkrankungen, Rheuma und Verschleißerscheinungen, Alkoholismus und Depressionen – sind allein mit den Mitteln der etablierten Medizin offenbar nicht zu heilen. So breitet sich heute ganz langsam eine neue Auffassung von Gesundheit und Krankheit aus, von Heilen und Heilwerden. »Holistische Medizin« heißt das Schlagwort, und nach ihrer Auffassung kann Krankheit durchaus sinnvoll sein, da sie uns möglicherweise einen gangbaren Weg zu unserer Gesundheit zeigt, also zur nächsten Stufe der Persönlichkeitsentwicklung. Daraus folgt: Akzeptiere deine Krankheit, trage sie aus, fördere sie, lerne aus ihr und integriere die Erfahrungen, die du dabei machst, in deine Persönlichkeit.

In nächsten Kapitel werden wir die Hierarchie der Ebenen des Seins systematisch erforschen. Damit beginnt die eigentliche Astrologie als die Lehre von den Wirkungsweisen der Planeten.

7

Elektronen und Apokalypse
oder
Die Ebenen der Wirklichkeit

Kennen der Teile verschafft noch nicht Kennen des Ganzen.
LAOTSE

Wenn Ihre Leber nicht mehr mitmacht, die Nieren versagen, die Lymphdrüsen schwellen oder das Herz aus dem Gleichschritt kommt, dann sind Sie krank. So einfach ist das. Wenn Sie sich aber im Leben nicht mehr zurechtfinden, an der Sinnlosigkeit des Daseins zerbrechen oder die Sorgen um die Zukunft Sie krankmachen – sind Sie dann auch krank? Das ist eine Frage der Definition. Jedenfalls ist es sinnvoll, sich über die verschiedenen Ebenen Gedanken zu machen, auf denen Krankheiten ausbrechen können, und über die Möglichkeiten, sie auf dieser jeweiligen Ebene zu heilen. Das aber bedeutet nicht unbedingt, daß die Heilung einer Krankheit auf derselben Ebene erfolgen muß, auf der sie ausgebrochen ist. Im Gegenteil, meistens muß man auf einer tieferen oder auch auf einer höheren Ebene tätig werden.

Beginnen wir mit der untersten Ebene, der Ebene der Materie. Dazu gehören die anorganischen Bausteine der Welt, ihre Wechselwirkungen und Kräfte. Die klassische Medizin definiert Krankheit fast ausschließlich als Störung im *Körper*. Auf der untersten Ebene nun kann man den Körper als komplexes biochemisches System auffassen. Bereits auf dieser

Stufe, der Stufe des Unbelebten, finden wir Krankheitserreger, beispielsweise jene Moleküle und Atome, denen einige Elektronen fehlen, weswegen sie zu schlimmen Elektronenräubern werden und Alterungs- und Degenerationserscheinungen hervorrufen. »Freie Radikale« heißen sie, und ionisierter Sauerstoff ist ein Beispiel dafür. »Räuber« und »Radikale« unterstehen dem Kriegsgott Mars. Folglich kann man sie mit seiner Gegenspielerin, der Liebesgöttin Venus, bekämpfen. Ihr untersteht beispielsweise der Elektronenspender Vitamin E. Und dieser Stoff fördert auch die Fruchtbarkeit – ein typisches Venus-Attribut. So sieht man, wie die Götter der Astrologie bereits auf der untersten Ebene miteinander kämpfen.

Die kleinste biologische (lebende) Einheit ist die *Zelle.* Sie besteht bekanntlich aus dem *Zellkern*, in dem die Gene liegen, welche alle Abläufe des komplizierten Systems »Mensch« steuern. Falsche Steuerbefehle führen zu Defekten in der Produktion von Enzymen, was wiederum alle anderen biochemischen Vorgänge beeinflußt. Typische daraus entstehende Krankheiten sind etwa die Phenylketonurie (Brenztraubensäureschwachsinn), der Albinismus, der Mongolismus (Trisomie 21) und so weiter. Eine Heilung ist kaum möglich, höchstens eine Linderung der Symptome. Für die Zukunft erhofft man sich Fortschritte durch die Gentechnik. Bakterien mit den entsprechenden Genen sollen die ausgefallenen Funktionen übernehmen. Genetische Strukturen hängen mit den Planeten Merkur (Information) und Pluto (Steuerung aus der Tiefe) zusammen.

Die Zelle besteht weiterhin aus dem *Zellplasma*, einer Füll- und Nährflüssigkeit (Planetenprinzip Mond), den *Mitochondrien*, welche die Zelle mit Energie versorgen (Planetenprinzip Sonne), und der *Membran.* Diese stützt und isoliert die

Zelle von den Nachbarzellen (Planetenprinzip Saturn und Venus = Schutz und Formgebung), erhält aber gleichzeitig den Kontakt mit der Umwelt selektiv (auswählend, filternd) aufrecht (Planetenprinzip Merkur = Information, Jupiter = Wachstum). Eine typische Krankheit auf dieser Stufe ist Krebs, eine Störung der Zellatmung. Will man Krebs direkt angehen, muß man also in der Zelle selbst beginnen und die Sauerstoffverwertung wieder normalisieren. Astrologisch gesehen: Man muß das Sonnenprinzip stärken. Das kann beispielsweise durch Sauerstofftherapie oder die Anwendung von Magnetfeldern geschehen. Auf einer höheren Ebene sind natürlich – gleiche Krankheit, gleiches astrologisches Prinzip – ganz andere Heilverfahren anwendbar. Welche, das ersehen Sie aus unserer nun folgenden Planetensystematik.

Zellen schließen sich, wie wir alle wissen, zu *Organen* zusammen. Erkrankungen von Organen sind das tägliche Brot unserer Ärzte. Sie kurieren Organschäden mit organspezifischen Medikamenten. Diese sollen nur dort eingreifen, wo die Krankheit allem Anschein nach lokalisiert ist. Leider reagiert unser Körper recht trickreich auf Behandlungsmethoden. Wenn er krank bleiben will, verschiebt er die Symptome einfach anderswohin. Denn die Krankheit sitzt gar nicht in Leber oder Lunge, sondern meist viel tiefer – oder höher, je nach Auffassung. Dennoch können in akuten Fällen Leber- oder Nierenmittel durchaus sinnvoll sein – als Notfallmedizin. Oft hilft hier eine Pflanze, welche dem gleichen Prinzip untersteht wie das jeweilige Organ: also beispielsweise Frauenmanteltee (Venus) bei Erkrankungen der weiblichen Geschlechtsorgane (Venus), Roßkastanienextrakt (Jupiter) bei einer Überfüllung (= Jupiter) der Beinvenen (Krampfadern).

Nicht mehr lokalisierbar sind Erkrankungen ganzer *Sy-*

steme wie beispielsweise des Nervensystems oder des Kreislaufs. Klassische medizinische Präparate sind hier oft wirksam, weil sie durch das Blut zu den meisten Körperteilen gelangen und so (hofft man) das Organ erreichen, das für die Steuerung des Systems zuständig ist. Nicht möglich ist dies im allgemeinen bei Defekten im Gehirn, weil die »Hirn-Blut-Schranke« nur sehr wenig Substanzen durchläßt. Astrologisch gesehen untersteht das Nervensystem dem Planeten Merkur (Informationsübertragung), also können Störungen in diesem Bereich auch mit Merkur-Mitteln kuriert werden. Das wären auf dieser Ebene zum Beispiel Pflanzen wie Baldrian, Lavendel, andere Duftstoffe (Informationen!), aber auch homöopathische Mittel, Bachblüten, Biofeedback und so weiter.

Die höheren Ebenen des Seins wurden in der abendländischen Kultur nicht so differenziert erforscht wie die Ebene der Materie. In östlichen Philosophien ist das anders. Es hilft aber nicht viel, nun Begriffe zu verwenden, die uns unbekannt, unverständlich und daher unbrauchbar sind. Bleiben wir also in dem uns bekannten und vertrauten Begriffssystem. Hier unterscheiden wir den *seelischen*, den *geistigen* und den *spirituellen* Bereich. Damit sind wir am Ende der menschlichen Innenwelt. Die belebte Außenwelt besteht für den Menschen aus *Familie* und *Gesellschaft*, die unbelebte Umwelt ist die *Erde*, auf der wir leben, und der *Kosmos*, in den wir eingebettet sind.

Auf allen diesen Ebenen sind Planetenprinzipien wirksam. Auf allen diesen Ebenen kann es zu Entartungen kommen, die wir normalerweise als »Krankheit« bezeichnen. So kann eine Familie krank sein, der Staat, aber auch die Erde und selbst der Kosmos. *»Krankheit«* in diesem Sinn ist ein *Zuviel (+)* oder ein *Zuwenig (−)* des entsprechenden *Prinzips*, also eine Störung des Gleichgewichts. Wobei es mitunter – beispielsweise im kosmischen Bereich – für den Menschen schwierig ist zu entscheiden, was hier »Gleichgewicht« bedeutet und wann eine Entartung vorliegt.

Schließlich steht jeder Planet, als Wirkkraft betrachtet, auch für eine Therapieform. Viele dieser Therapien haben keine Namen, darum habe ich mich in den folgenden Darstellungen und Tabellen oft auf Umschreibungen beschränken müssen. Teilweise habe ich auch neue Begriffe erfunden oder solche aus Science-fiction-Romanen übernommen. Sie müssen die Therapie-Spalte allerdings richtig lesen: Es handelt sich *nicht* immer um Kuren für die in der benachbarten Spalte aufgeführten Krankheiten! Das ist nur dann der Fall, wenn die Krankheit durch ein Zuwenig (–) des Planetenprinzips hervorgerufen wird. Dagegen ist die Therapie zum Planetenprinzip A oft eine Therapie gegen ein Zuviel (+) des Planeten B, seines Gegenspielers. Ein Beispiel dafür haben wir oben beim Antagonismus Mars – Venus (freie Radikale – Vitamin E) kennengelernt. Systematisch werden wir uns in einem späteren Kapitel damit beschäftigen. Zur Übersicht kann man ganz grob folgende Gegensatzpaare aufstellen:

Sonne – Mond
Mars – Venus
Jupiter – Saturn
Uranus – Neptun.

Die Planeten Merkur und Pluto sind in dieser Hinsicht neutral. Am ehesten ist der Mond als Gegenspieler des Merkur zu betrachten, die Sonne als Gegenspieler des Pluto. Oft aber kann eine Krankheit, die durch das Planetenprinzip »A« hervorgerufen wurde, auch durch geschickte Anwendung des gleichen Prinzips geheilt werden. Das ist die Grundlage der Homöopathie und der Isopathie.

Nicht zuletzt sollte sich jeder Kranke, jeder Heiler, aber auch jeder Gesunde überlegen, auf welcher Ebene er krank und wo er gesund ist. Das ergibt recht unangenehme Fragen wie etwa: Kann die Menschheit insgesamt überhaupt gesund sein, kann der einzelne sich mit Fug und Recht als »gesund« bezeichnen, wenn die Gesellschaft krank ist, die Meere sterben, die Wälder verdorren, die Böden veröden, das Wasser vergiftet und die Luft irreparabel verseucht ist? Hat es dann überhaupt noch Sinn, den einzelnen mit einer Tablette zu »heilen«, während die Welt um ihn herum stirbt? Ich kann diese Fragen nicht beantworten, nur immer wieder stellen.

Man muß sich also stets überlegen, auf welcher Ebene man jeweils am sinnvollsten ansetzt. Ein Kind, das in einer von Lieblosigkeit und Aggressionen geschwängerten Familienatmosphäre leben muß, kann man von seiner chronischen Magenverstimmung nicht durch chemische Medikamente heilen, auch nicht durch Kräutertees, autogenes Training, transzendentale Meditation oder Zen-Koans. Hier hilft nur eine Heilung der Familie oder, wenn das nicht geht (was wahrscheinlich ist), der radikale Schritt der Trennung von dieser ungesunden Umgebung.

Vergessen Sie nie: Unsere Krankheiten spiegeln oft eine Störung wider, die einer ganz anderen Ebene angehört! Und dort muß man ansetzen, nicht bei dem, was unmittelbar sichtbar ist. Sonst verfährt man so wie der Betrunkene, der nächtens unter einer Laterne seinen Schlüssel sucht.

»Haben Sie ihn auch wirklich hier verloren?« fragt ihn ein mitfühlender Passant.

»Nein«, lallt der Betrunkene.

»Warum suchen Sie dann hier?«

»Weil ich nur hier etwas sehe«, bekommt er zur Antwort.

Und nun wird's ernst. Wir steigen in die Systematik der wichtigsten astrologischen Elemente ein, der Planeten. Ich habe jedes Prinzip durch ein Zitat meines Lieblingsautors Laotse zu illustrieren versucht. Außerdem habe ich für jeden Planeten ein dem Wassermannzeitalter angemessenes graphisches Symbol ausgewählt: ein Fraktal, eines jener seltsamen mathematischen Gebilde, in denen alle Formen der belebten und der unbelebten Welt enthalten sind, obwohl die Gebilde nur nach einfachen mathematischen Formeln entstanden. Doch sie enthalten das, was die kommende Zeit am besten charakterisiert: das *Chaos* – in einer ästhetisch vollendeten Form.

Nehmen Sie Platz im *Theatrum Planetarium Astrologicum* und lassen Sie seltsame Wesen Revue passieren. Sie werden in vielen Masken auftreten. Lassen Sie sich dadurch nicht irritieren. Schauen Sie durch die Masken, und versuchen Sie ihr wahres Wesen zu erkennen. Es wird sich lohnen.

Sonne

Der Erwachte: Er gleicht einem Licht ohne Blendung.

LAOTSE

Fraktalsymbol:

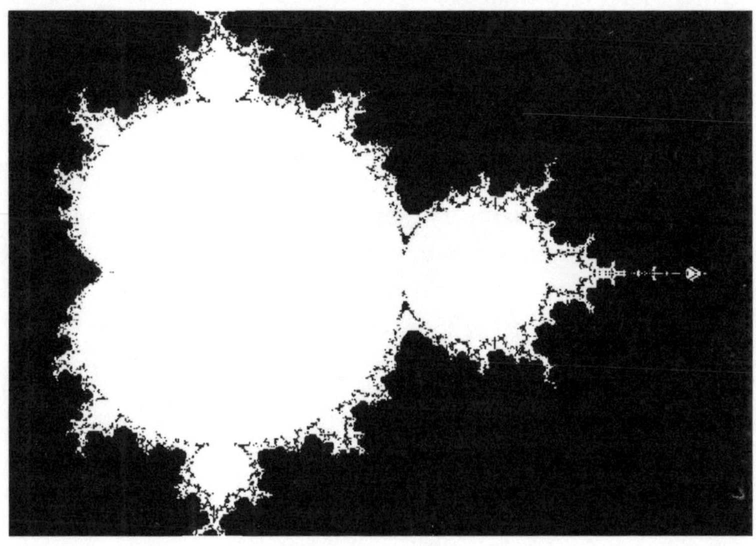

Sonne: Das Urbild aller Fraktale – wissenschaftlich »Mandelbrot-Menge« genannt, anschaulich als »Apfelmännchen« bezeichnet – enthält alle anderen Bilder, so wie auch alle Planeten in der Sonne enthalten sind und ohne sie gar nicht existieren könnten. Außerdem entspricht die Kompaktheit der Figur der Energiefülle der Sonne.

Die Sonne spendet Energie in Form von Licht, Wärme, Elektrizität und Strahlen. Besonders stark wirkt sie im Feuerzeichen *Löwe*. Sie ist die Grundlage unseres Lebens, kann aber auch sehr zerstörerisch wirken. Dem milden griechischen Sonnengott *Apollo* (er kommt aus dem nebligen Norden) steht der blutrünstige Aztekengott *Tezcatlipoca* gegenüber. Das Symbol der Sonne ist der Adler mit seinem scharfen Auge. Der König der Lüfte ist ein Einzelgänger, der sein Revier unerbittlich verteidigt.

Ein *Zuviel* an Sonne bewirkt ein Übermaß an Autorität, Anmaßung, kalter Organisation, Distanz, Arroganz und Energie (auch zuviel Energie kann zerstören!). Ein *Zuwenig* an Sonne bewirkt Mangel an Lebenskraft, Depressionen, Ängstlichkeit, ganz allgemein die Unfähigkeit, das eigene Leben in die Hand zu nehmen oder sich durchzusetzen.

Das Sonnenprinzip findet Anwendung bei Schocks, Wunden, Blutverlust und allgemeiner Schwäche.

Typische Sonnenrepräsentanten sind:

- unter den Farben Goldgelb und strahlendes Weiß;
- unter den Metallen Gold und Magnesium;
- unter den Kristallen Diamant und Bergkristall;
- unter den Pflanzen Sonnenblume und Arnika;
- unter den Tieren Löwe und Adler;
- unter den Organen Auge und Herz;
- unter den Nahrungsmitteln Fleisch und Gemüse aus südlichen Ländern;
- unter den Vitaminen A (Retinol).

Ein typischer Sonnenheiler ist der Chefarzt, der mit Autorität und unerschütterlichem Selbstbewußtsein heilt.

Weitere Zuordnungen siehe Tabelle.

Planet: Sonne

Prinzip: Erwärmen, Energie spenden				
Symbol: Apollo – Aztekengott. Adler				
Ebene		Realisierung	typische Krankheit (+/−)	Therapieformen (verstärken Planetenprinzip)
Körper	Materie	Atom-Energie: Wärme, Elektrizität	+: Überoxidierung, Elektrizitätsüberladung	Ionisierung, Erwärmung, Gold, Magnesium, Lithium
	Zelle	Zelle/Zellkern	−: Energiedefizit: → Krebs	Magnetfeld, Ozon, Zelltherapie
	Organ	Herz, Auge	−: Herzmuskelschwäche, Sauerstoffmangel	Weißdorn, Arnika, Digitalis, Ringelblume
	System	Kreislauf, Energieversorgung	zu hoher/niedriger Blutdruck	Joggen, Bioenergetik
Seele	Stimmung	seelisches Wohlbefinden	Manie, Depression	Freude, Lachen
	Zustand (Gemüt)	Lebenswille	−: mutlos, ängstlich +: »eiserner Wille«	positives Denken, Meditation
Geist	Reaktionsverhalten	Autorität, Organisation	+: Tyrann, Überorganisation −: Chaos, Lebensunfähigkeit	Verhaltenstherapie, geistige Programmierung
	Denkmuster, Realität	Selbstbewußtsein, »Selbst«	+: »Ich bin das Werkzeug der Vorsehung«	Gehirnwäsche (?), Logotherapie

Planet: Sonne

Prinzip: Erwärmen, Energie spenden				
Symbol: Apollo – Aztekengott. Adler				
	Ebene	Realisierung	typische Krankheit (+/–)	Therapieformen (verstärken Planetenprinzip)
	Spirituelle Ebene	göttliches Bewußtsein, Erleuchtung	+: religiöser Wahn, Größenwahn	Tiefenmeditation, wahre Erleuchtung
Gesellschaft	Familie	Vater, Versorger	–: Autoritätsmangel	Selbstbewußtsein fördern, Familientherapie
Gesellschaft	Volk	Staatsoberhaupt, König, Präsident	+: Tyrannei	Erziehung: Aufklärung, Revolution
Kosmos	Erde	Gaia: Erdkern	+: Überhitzung –: Erkaltung	»Entlüftung« des Erdkerns, Bewahrung der Tropen, Eisabschmelzen
Kosmos	Universum	Sterne, Zentren der Galaxien	+: »Weißes Loch«: gigantische Sternballungen	»Stellar Engineering«

Mond

So treiben die Herzen ihm zu wie zur nährenden Mutter.

LAOTSE

Fraktalsymbol:

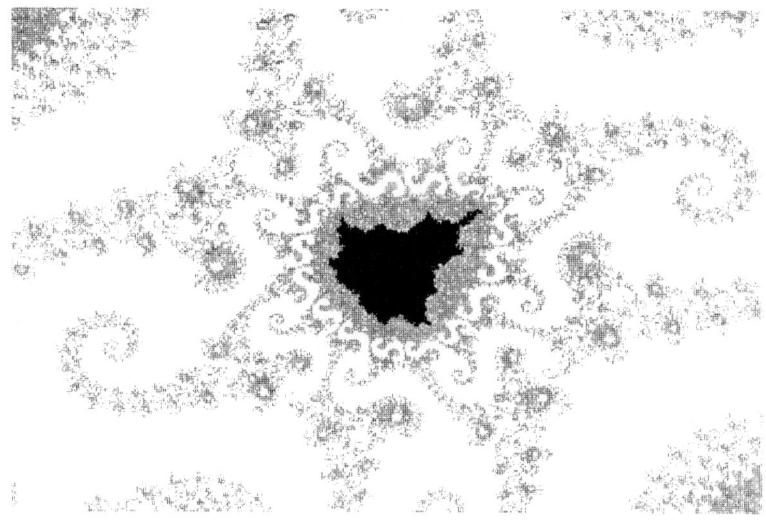

Mond: Immer wieder taucht das Apfelmännchen in sich selber auf – kleiner und nicht so perfekt. So spiegelt auch der Mond die Sonne wider, aber er ist nicht die Sonne. Zudem ist er eher klein und schwach und wird von den anderen Planetenbildern leicht überdeckt.

Der Mond (eigentlich eine »sie«) verflüssigt, macht weich, verwischt, umhüllt und löst. Besonders stark wirkt er im Wasserzeichen *Krebs.* Er bindet den Menschen an die Bilder der Vergangenheit, an Unbewußtes und Weibliches. Der volle Mond ist nicht nur für Romantiker. Unter seiner Schutzherrschaft treiben auch die Geister der Besessenen, Werwölfe und Vampire ihr verborgenes (Un-)Wesen. Dem milden Mondgott *Quetzalcoatl* der Azteken steht die dämonische Mondgöttin *Kybele* und die männermordende *Kāli* aus Indien gegenüber. Als Tier wäre der Wal das geeignete Symbol. Wale sind sozial, leben im Wasser und kümmern sich umeinander.

Ein *Zuviel* an Mond bewirkt Überfüllung mit Wasser (Aufgeschwemmtheit im körperlichen, Gefühlsduselei und übermäßiges Bemuttern im seelischen Bereich), Weinerlichkeit, »Mondsüchtigkeit«, Alpträume, sogar das, was Engländer und Franzosen dem Mond (*Luna*) zuschreiben: *lunacy = Wahnsinn. Ein Zuwenig* an Mond führt zu Gefühlskälte, Austrocknung, Verlust der Weiblichkeit, Verkümmern von Phantasie, Intuition, Visionen und Träumen.

Das Mondprinzip findet Anwendung bei Verhärtungen (zum Beispiel Verstopfung).

Typische Mondrepräsentanten sind:

- unter den Farben Silberweiß und bleiches Grün;
- unter den Metallen Silber und Kalium;
- unter den Steinen Mondstein und Meerestiere (Perlen, Korallen);
- unter den Pflanzen Kalmus und Weide;
- unter den Tieren Nacht- und Meerestiere (Krebse, Nachtaffen);
- unter den Organen alle flüssigkeitsproduzierenden Hohlorgane wie Magen, weibliche Brustdrüsen, Blase, Hirnschale;
- unter den Nahrungsmitteln wasserhaltige Pflanzen wie Kürbis und Melone.

Ein typischer Mondheiler ist eine mütterliche Person, die mit Pflanzen, Wasser, emotionaler Zuneigung und mit Bildern heilt.

Weitere Zuordnung siehe Tabelle.

Planet: Mond

Prinzip: Verflüssigen, Bewässern, Aufweichen, Auflösen				
Symbol: Wal. Selene – Kybele				
Ebene		Realisierung	typische Krankheit (+/–)	Therapieformen (verstärken Planetenprinzip)
Körper	Materie	Wasser, Magnetismus	Störung des Wasserhaushalts –: zu kleines Magnetfeld	bewässern, Magnetfeldtherapie
Körper	Zelle	Zellplasma	–: Schrumpfung (Nervenzellen)	Flüssigkeit (Kalium)
Körper	Organ	Magen, Hirn (Gewebe), exogene Drüsen	–: Wassermangel +: Ödeme	Flüssigkeitsproduktion anregen, Kalmus, Melone, Kürbis
Körper	System	Lymphe, Hormonsystem, Limbisches System	–: Lymphstau, Blutkrankheiten	in Bewegung bringen: Bäder
Seele	Stimmung	unbewußte Reaktionsweisen	+: zwanghaftes Verhalten	katathymes Bilderleben
Seele	Zustand (Gemüt)	kindheitsgeprägte Verhaltensmuster	+: Kindheitstraumata und andere Probleme	Rückführungen (Psychoanalyse, Rebirthing, Reinkarnationsanalyse)
Geist	Reaktionsverhalten	gefühlsbetontes, intuitives Denken	+: sich treiben lassen, Massenmensch	Gefühle fördern: Kontakt mit Kindern oder Tieren, mit der Natur
Geist	Denkmuster, Realität	rechte Hirnhälfte: bildhaft, unbewußt; Träume	+: Gemütskrankheiten, Realitätsverlust	Phantasie/Intuition fördern

Planet: Mond

Prinzip: Verflüssigen, Bewässern, Aufweichen, Auflösen				
Symbol: Wal. Selene – Kybele				
Ebene		Realisierung	typische Krankheit (+/−)	Therapieformen (verstärken Planetenprinzip)
	Spirituelle Ebene	Archetypen, Bilder aus früheren Existenzen	+: karmische Reste bestimmen das jetzige Leben	Reinkarnationstherapie
Gesellschaft	Familie	Mutter, Frau, Amme	+: Über-Bemutterung, mit Liebe ersticken	füttern, beschützen, betreuen, umhüllen, wärmen
Gesellschaft	Volk	Masse, Volk, Ahnen	+: Massenhysterie, »dumpfe Masse«	Propaganda, Appell an Gefühle
Kosmos	Erde	Meere und andere Gewässer	Austrocknung/ Überschwemmung	Feuchtbiotope anlegen
Kosmos	Universum	Plasmaströme	+: Überflutung durch Gaswolken, Neutrinos, etc.	Gas-Materie-Austausch fördern

Merkur

Häufung des Wissens vergrößert Beunruhigung.

LAOTSE

Fraktalsymbol:

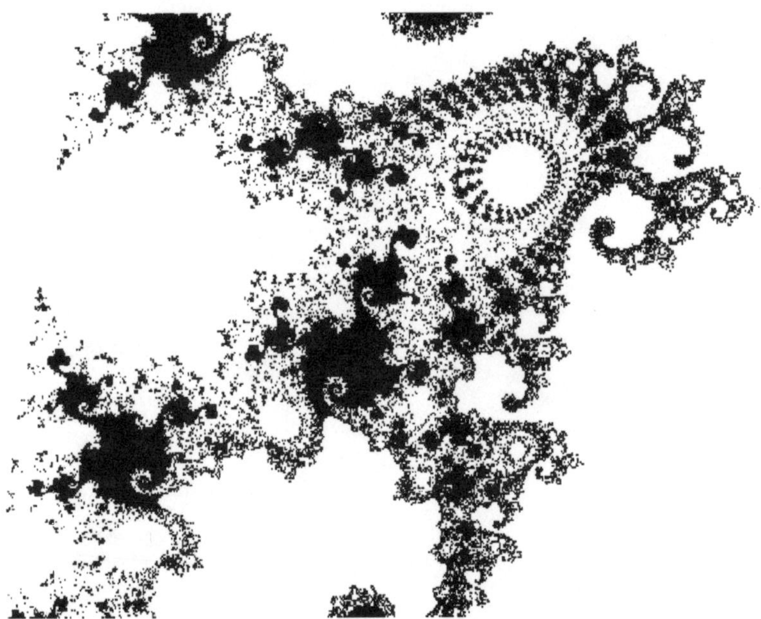

Merkur: Vielfältig schickt der Götterbote seine Arme aus, die wie zarte Antennen grotesker Meerestiere Kontakt aufnehmen mit allem, was ihm über den Weg läuft. Eine eigene Struktur besitzt er nicht, aber auch er spiegelt irgendwo (im Bild links) sein Muttergestirn wider, dem er stets sehr nahesteht.

Merkur vermittelt: Informationen, Waren, Dienstleistungen, Wissen, Wasser, Stoffe. Im Luftzeichen *Zwillinge* entfaltet er seine Fähigkeit zur Informationsaufnahme und -übertragung. Im Erdzeichen *Jungfrau* entfaltet er seine Fähigkeit zur Vermittlung von Waren. Merkur ist neutral und wird durch den Postboten oder den Händler am besten charakterisiert. Schaden richtet er nie an, gebraucht wird er immer. Er gehört nämlich zu den wichtigen Planeten: In der Physik werden alle Kräfte als Austausch von Teilchen beschrieben. Merkur hält die Welt zusammen.

Ein *Zuviel* an Merkur bewirkt Überladung mit Informationen, Schwatzhaftigkeit, Richtungslosigkeit. Ein *Zuwenig* führt zur Informationsblockierung und damit zu Vereinsamung, Verengung des geistigen Horizonts, Versteinerung des Denkens.

Das Merkurprinzip findet Anwendung bei Nervenschwäche, Infektionen und Krämpfen.

Typische Merkurrepräsentanten sind:

- unter den Farben Gelb;
- unter den Metallen Quecksilber und Natrium;
- unter den Steinen Zitrin und Turmalin;
- unter den Pflanzen alle Duftkräuter wie Thymian und Lavendel;
- unter den Tieren das Wiesel, die Affen, Mäuse und Singvögel;
- unter den Organen alle Nervenstränge und -zellen;
- unter den Nahrungsmitteln alles Leichte und Feingewürzte, wobei man sich gut unterhalten kann;
- unter den Vitaminen B_1 (Thiamin) und B_5 (Pantothensäure).

Ein typischer Merkurheiler ist der Gesprächstherapeut.

Weitere Zuordnung siehe Tabelle.

Planet: Merkur

Prinzip: Verbinden, Stimulieren, Reinigen, Desinfizieren				
Symbol: Postbote				
Ebene		Realisierung	typische Krankheit (+/−)	Therapieformen (verstärken Planetenprinzip)
Körper	Materie	Informationen, Bits, DNS-Spirale	Fehler bei der Informationsübertragung	Übertragung wiederholen
	Zelle	Nervenimpulse, Na/K-Ionen	Impulsblockade/ Vermischung	Membranen/Nervenscheiden reparieren
	Organ	Hirn (Funktion), Hände Bindegewebe	funktionelle Hirnstörungen	Elektrizität, Operation, Homöopathie
	System	Nervensystem, Hormone, Immunsystem (Erkennen)	Störung des Nervensystems; Autoaggression	Schlaf, Ruhe Vitamin B, Biofeedback, Reflexzonenbehandlung
Seele	Stimmung	gesprächig; stumpf	−: Katatonie, Katalepsie	Gesprächstherapie, neurolinguistisches Programmieren
	Zustand (Gemüt)	neugierig, wach; autistisch	+: Mißtrauen, Paranoia	Psychotherapie, Hypnose
Geist	Reaktionsverhalten	verstandesmäßige Reaktion, »kaltes« Denken	+: Gefühlskälte	Gehirnakrobatik
	Denkmuster, Realität	Linke Hirnhälfte: Kausalität, Sprache, Logik	+: Mangel an Intuition, geistiges Abheben	Intelligenztraining

Planet: Merkur

Prinzip: Verbinden, Stimulieren, Reinigen, Desinfizieren				
Symbol: Postbote				
Ebene		Realisierung	typische Krankheit (+/−)	Therapieformen (verstärken Planetenprinzip)
	Spirituelle Ebene	Kontakt mit jenseitigen Welten	+: Realitätsverlust, gespaltene Persönlichkeit	Meditation, Kontakt mit dem höheren Selbst suchen
Gesellschaft	Familie	Geschwister	durch familiäre Kontakte bedingt/verstärkt	Spiele, Diskussion
Gesellschaft	Volk	Kaufleute, Lehrer, Redner	Wirtschaftsverbrechen, Computerkriminalität	Aufklärung, Information
Kosmos	Erde	Atmosphäre, Strömungen	−: Stagnation, Luftverschmutzung	Luft-/Wasseraustausch fördern, reinigen
Kosmos	Universum	Licht, Neutrinoströme, Jets	−: Dunkelwolken	kosmische Kommunikationssysteme

Venus

Das Sichtbare bildet die Form eines Werkes.

Laotse

Fraktalsymbol:

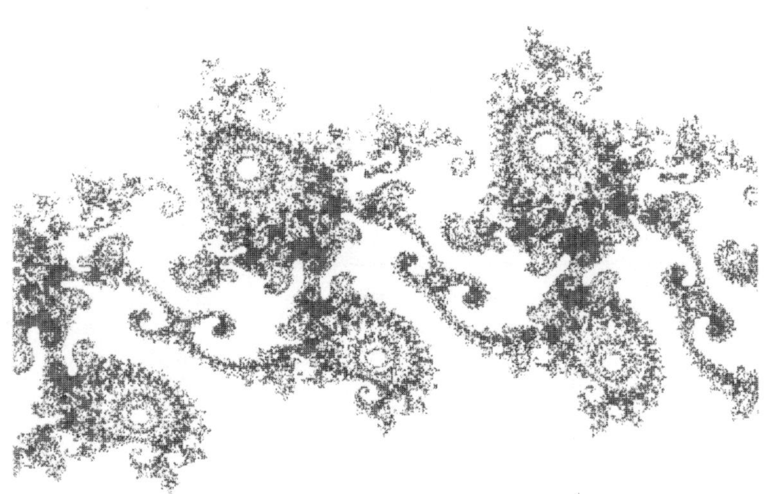

Venus: Die »tanzenden Seepferdchen« repräsentieren in idealer Weise die Leichtigkeit, Fröhlichkeit und Schönheit des Planeten der Liebe, des Geschmacks und der Kunst. Beachten Sie auch die Symmetrie des Bildes. In dieser Hinsicht ähnelt das Venusfraktal dem des »großen Bruders« Jupiter.

Venus schafft auf angenehme Weise Ordnung und Harmonie, damit Schönheit und Frieden. Im Erdzeichen *Stier* kommt sie im Bereich des sinnlichen Faßbaren am besten zur Wirkung, im Luftzeichen *Waage* im Bereich des Geistigen und Sozialen. Sie schützt auf milde Weise, wobei die Hülle gleichzeitig schön ist (Haare, Haut, Wolken). Sie ist die Liebesgöttin und gleichzeitig eine Sirene, die den ahnungslosen Wanderer am Strand verführerisch in die Tiefe zieht. Ähnlich Jupiter wirkt sie nie negativ. Sie ist harmloser als der Mond, aber auch selbständiger.

Ein *Zuviel* an Venus bewirkt Luxus, Pflichtvergessenheit, ein Leben des Genusses und der Freude und ein Übermaß an Zucker. Ein *Zuwenig* führt zu Geschmacklosigkeit, fehlenden Schönheitssinn, Rauheit und Auflösung.

Das Venusprinzip findet Anwendung bei Entzündungen, Fieber, Schmerzen und Wunden.

Typische Venusrepräsentanten sind:

- unter den Farben Grün, helles Blau, Ocker und Rosa;
- unter den Metallen Kupfer und Chrom;
- unter den Steinen Malachit und Smaragd;
- unter den Pflanzen Flieder und Rose;
- unter den Tieren die Katzen;
- unter den Organen die Niere und die weiblichen Geschlechtsorgane;
- unter den Nahrungsmitteln süße Verführungen wie Schokolade und Feigen;
- unter den Vitamen E (Tokopherol) und B_3 (Niacin).

Typische Venusheiler sind junge Mädchen, die mit Sanftheit, Schönheit, Kunst und Liebe heilen.

Weitere Zuordnungen siehe Tabelle.

Planet: Venus

Prinzip: Ausgleichen, Beruhigen, Lindern, Beschützen/Verbergen				
Symbol: Aphrodite – Sirene				
Ebene		Realisierung	typische Krankheit (+/−)	Therapieformen (verstärken Planetenprinzip)
Körper	Materie	Kristalle, Edelsteine, Elektronen	−: chaotische Strukturen	vor Zerstörung schützen (z. B. Vitamin E)
Körper	Zelle	Formprinzip, Membran	−: Zellwandauflösung	Zellwände stützen
Körper	Organ	Nieren, Schilddrüse, weibl. Geschlechts-org., Haut & Haare, Sinnesorgane, Insulin, Cortison	−: Nierenversagen +: Hyperthyreose	Thyroxin, Frauenmantel, Heilerde
Körper	System	Stoffwechsel, Formgebung, Homöostase, Zuckerverwertung	−: Verkrüppelung +: Zuckerkrankheit	Harmonisierung
Seele	Stimmung	verliebt	+: Liebeskummer	»Bonding«, sanfte Massage
Seele	Zustand (Gemüt)	liebevoll	−: Mangel an Liebe	Kunst-, Musik-, Tanztherapie, Tai Chi
Geist	Reaktionsverhalten	ausgleichend, ausweichend	+: »Feigling«	Übungen in Ästhetik
Geist	Denkmuster, Realität	künstlerisch-ästhetisch	+: rosa Brille	künstlerisches Hobby

Planet: Venus

Prinzip: Ausgleichen, Beruhigen, Lindern, Beschützen/Verbergen				
Symbol: Aphrodite – Sirene				
Ebene		Realisierung	typische Krankheit (+/–)	Therapieformen (verstärken Planetenprinzip)
	Spirituelle Ebene	Ishtar, Wicca	–: Christentum	Hexenkult
Gesellschaft	Familie	jüngere Schwester	Lolita-Syndrom, Inzest	gemeinsames Kunsterlebnis: Tanz, Singen
Gesellschaft	Volk	Schönheits-diener, Diplomaten	Prostitution	ästhetische Umgebung schaffen
Kosmos	Erde	Wolken, Wälder	+: Gärten des Barock	Bäume pflanzen, Wüsten bewässern
Kosmos	Universum	»Harmonie der Welten«, Sphärenmusik	+: Stagnation, keine Neubildungen	»Terraforming«: Planeten besiedeln

Mars

Hinter großen Heeren folgt grö-
ßere Verheerung.
Wahrhafter Kämpfer begnügt
sich mit der Entscheidung.
LAOTSE

Fraktalsymbol:

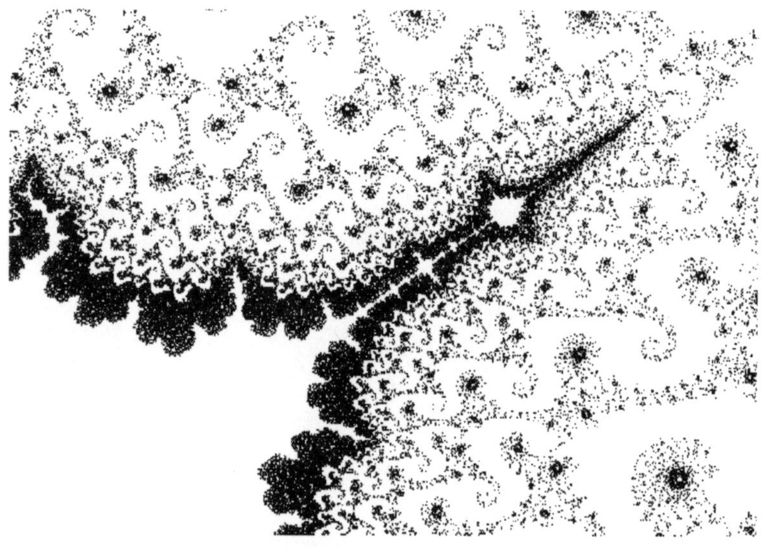

Mars: Spitz, kräftig und stark unsymmetrisch bietet sich der ewige Kämpfer gegen echte und vermeintliche Feinde dar. Durch seine schiefe Lage verträgt er sich schlecht mit anderen Planeten. Er kann sich schwer anpassen, überwältigt andere oder wird selbst zerstört.

Mars greift an und vernichtet die Feinde, aber auch das Abgestorbene, Giftige. Gleichzeitig ist er der große Erneuerer, der Planet der Zeugung, der aktiven Sexualität. Am stärksten kommt er im Feuerzeichen *Widder* zur Wirkung. Seine Energien sind zielgerichtet, plötzlich, heftig und hitzig. Im Gegensatz zu der ihm verwandten Sonne hält seine Tätigkeit nie lange an. Ihm geht es nicht um einen Zustand, sondern um eine Aktion, die rasch vollzogen und schnell beendet werden muß.

Ein *Zuviel* an Mars bringt sinnlose Aggression. Zerstörungswut, ungezügelte Leidenschaft, Vergewaltigung, Krieg und Tötung nur aus Lust daran. Ein *Zuwenig* an Mars schwächt das Abwehrsystem, der Mensch kann sich nicht durchsetzen, schwer entscheiden, keine Aktionen starten und keine Erfüllung in der Sexualität finden.

Das Marsprinzip findet Anwendung bei Infektionen, Blockaden und Alterserkrankungen.

Typische Marsrepräsentanten sind:

- unter den Farben Blutrot;
- unter den Metallen Eisen und Phosphor;
- unter den Steinen Rubin und Blutstein;
- unter den Pflanzen Distel und Brennessel;
- unter den Tieren Widder und Wolf;
- unter den Organen die Muskeln und die männlichen Geschlechtsorgane;
- unter den Nahrungsmitteln scharf gewürzte Speisen;
- unter den Vitaminen B_{12} (Cobalamin).

Typische Marsheiler sind Chirurgen und Sporttherapeuten.

Weitere Zuordnungen siehe Tabelle.

Planet: Mars

Prinzip: Aktivieren, Angreifen/Zerstören, Erhitzen, Physische Zeugungskraft				
Symbol: Schwert – Glied				
Ebene		Realisierung	typische Krankheit (+/–)	Therapieformen (verstärken Planetenprinzip)
Körper	Materie	Feuer, Sauerstoff, Protonen	+: freie Radikale als Zerstörer	»ausbrennen«, zerstören, vernichten
	Zelle	Sauerstoffverwertung	–: Krebs +: vorzeitiges Altern	Ozon-/Sauerstofftherapie
	Organ	Muskeln, motorische Nerven, männl. Geschl.org., Galle, Blutfarbstoff, Knochenmark	+: Entzündung	Applikation von Schärfe, Hitze, Anregung
	System	Immunsystem, Oxidation, Zuckerverbrennung	+: Fieber, Hypoglykämie –: Abwehrschwäche	Fiebertherapie, »Hyperthermie«
Seele	Stimmung	aktiv, sportlich, entscheidungsfreudig	+: aggressiv, nörglerisch –: keine Auseinandersetzungen	Körperarbeit, Tanz, Sex
	Zustand (Gemüt)	kämpferisch, aggressiv	+: Missionar, Fanatiker, –: »Körperpanzer« (Reich)	Körperarbeit, Psychotherapie

Planet: Mars

Prinzip: Aktivieren, Angreifen/Zerstören, Erhitzen, Physische Zeugungskraft				
Symbol: Schwert – Glied				
Ebene		Realisierung	typische Krankheit (+/−)	Therapieformen (verstärken Planetenprinzip)
Geist	Reaktions-verhalten	Durchset-zungswille	+: Egoismus, Brutalität, Totschlag	wie oben
Geist	Denkmu-ster, Realität	Eroberung, Welt = Schlachtfeld	+: Casanova-Komplex, Vergewaltigung, Mord	wie oben »Clockwork-Orange«
	Spirituelle Ebene	Tantra (Sex als Mittel zur Erleuchtung)	+: Sexualmagie (Aleister Crowley), Aztekenkulte	Tantra
Gesellschaft	Familie	Bruder, Spielgefährte	+: Gewalt gegen Kinder (und untereinander)	Erziehung zur Kooperation
Gesellschaft	Volk	Kamerad, Sportsfreund, Soldat	+: Sport (Ausschreitungen), Anschläge, Krieg	Auseinanderset-zung, Diskussion, Demonstration
Kosmos	Erde	Waldbrände, Erdrutsche Wirbel-stürme, Vulkane	+: Versteppung, Dürre, Vordringen der Wüsten	Wälder roden, Flüsse umleiten, Erdinneres/Vul-kane »anstechen«
Kosmos	Universum	Supernova-Explosion (»kosmischer Orgasmus«)	+: Kette von Sternexplosionen	Sterne »impfen« (zur Explosion vorbereiten)

Jupiter

Ehre und Ruhm zielen auf Selbstheit. Selbstheit ist aller Gefährdungen Born.

LAOTSE

Fraktalsymbol:

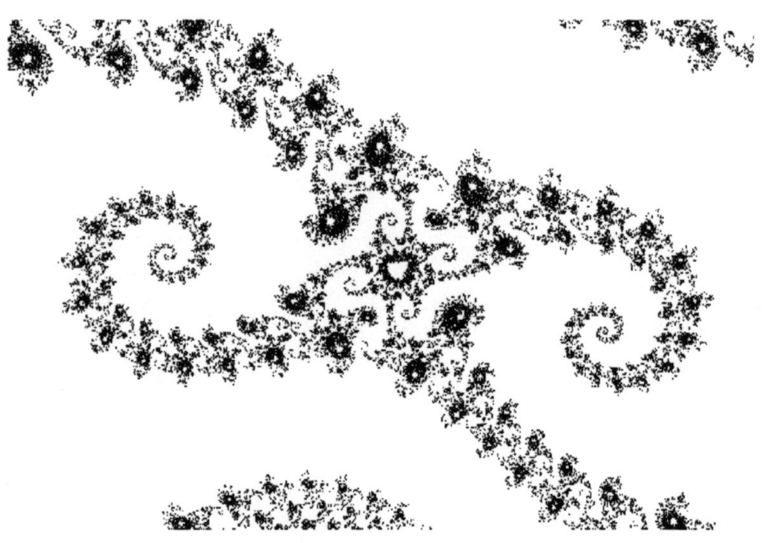

Jupiter: In barocker Fülle schwimmt ein exotisches Meerestier pompös über den Bildschirm. Arme greifen nach außen und zeigen die ständige Bereitschaft zu Wachstum und Kontaktaufnahme. Die starke Symmetrie bedingt eine gute Verträglichkeit mit anderen Bildern.

Jupiter läßt die Dinge wachsen, sich ausdehnen, auf natürliche Weise zunehmen. Im expansiven Feuerzeichen *Schütze* kommt er am besten zur Wirkung. Jupiter ist sozial, großzügig, »jovial«, ein wenig ehrgeizig (mehr äußerlich), aber auch moralisch bis religiös, etwas pompös und lebenslustig. »Laßt wohlbeleibte Menschen um mich sein«, sagt JULIUS CÄSAR bei WILLIAM SHAKESPEARE. Es müssen Jupitermenschen gewesen sein, zu denen auch eine römische Orgie am besten paßt.

Ein *Zuviel* an Jupiter führt zu Pomp, Verschwendung, doppelter Moral, hohler Religiösität, Wachstum ohne Grenzen, Schlemmerei und Verlust der persönlichen Verantwortung. Ein *Zuwenig* führt zu Kleinheit und Kleinlichkeit, Lebensunlust, Dürre, Vereinsamung, Mißerfolg und einer »Schneckenhausmentalität«.

Das Jupiterprinzip findet Anwendung bei Abmagerung, Verstopfung, Wunden und bei der Rekonvaleszenz (Erholung nach Krankheiten).

Typische Jupiterrepräsentanten sind:

- unter den Farben Orange, leuchtendes Blau und Purpur;
- unter den Metallen Zinn und Palladium;
- unter den Steinen Saphir und Elfenbein;
- unter den Pflanzen Kastanie und Flachs;
- unter den Tieren Pfau und Elefant;
- unter den Organen Leber und das (parasympathische) Vagus-System;
- unter den Nahrungsmitteln fettreiche Speisen, Wein und Bier;
- unter den Vitaminen H (Biotin).

Typische Jupiterheiler sind fröhliche Haus- und Landärzte (eine inzwischen fast ausgestorbene Rasse), spirituelle Heiler und Gruppentherapeuten.

Weitere Zuordnungen siehe Tabelle.

Planet: Jupiter

Prinzip: Natürliches Wachstum, Regeneration, Lebensfreude

Symbol: Schlaraffenland

	Ebene	Realisierung	typische Krankheit (+/−)	Therapieformen (verstärken Planetenprinzip)
Körper	Materie	lebende Systeme, Raum	+: Überwucherung Killeralgen	wachstumsfördernde Bedingungen schaffen
	Zelle	Fettzellen	+: Verfettung	mit Nährstoffen versorgen
	Organ	Leber, Lunge, Verdauungsorgane	+: Verfettung, gutartige Tumore	der Selbstregulation überlassen, Leinsamen
	System	Fettstoffwechsel, Wachstumsprozesse, Parasympathicus (Vagus)	+: zuviel Cholesterin, Zuckerkrankheit	gut und viel essen (auch Wein), Rekonvaleszenz
Seele	Stimmung	großzügig, jovial	+: gönnerhaft, überheblich	moderne Schule (Projektgruppen, Eigeninitiative, Kooperation)
	Zustand (Gemüt)	kontaktfreudig, sozial	+: oberflächlicher Partylöwe	positives Denken
Geist	Reaktionsverhalten	lernfreudig, aufstiegsorientiert	+: »Onassis-Syndrom«: »Die ganze Welt gehört mir.«	Berufs- und Aufstiegschancen verbessern
	Denkmuster, Realität	ehrgeizig, Anerkennung, Ruhm, Ämter	+: Personenkult	neue Arbeitsplätze schaffen

Planet: Jupiter

Prinzip: Natürliches Wachstum, Regeneration, Lebensfreude				
Symbol: Schlaraffenland				
Ebene		Realisierung	typische Krankheit (+/−)	Therapieformen (verstärken Planetenprinzip)
	Spirituelle Ebene	Weg zur Erleuchtung durch Tradition: katholische Kirche, Messe, Pomp	+: »Bhagwan-Syndrom«: religiöser Größenwahn	Leben in einem Ashram, Teilnahme an kirchlichen Festen
Gesellschaft	Familie	wohlwollender Onkel	+: »Dallas/Denver-Syndrom«: die Spielchen der Reichen	Großzügigkeit, wohlwollende Förderung, Erziehung, Unterricht
Gesellschaft	Volk	Minister, Beamter, Geistlicher, Arzt	+: Marx: »Religion = Opium des Volkes«	großzügige Verteilung des nationalen Reichtums, Förderung des Wachstums, Neugründungen
Kosmos	Erde	Fülle des Lebens: Meere, Tropen	+: Überwucherung (Algen!)	Erhaltung/Vergrößerung der Wälder, Sümpfe, Seen, Meere
Kosmos	Universum	Expansionsphase nach dem Urknall		

Saturn

Die frühesten Herrscher waren kaum gekannt.
Die späteren wurden verehrt.
Die noch späteren gefürchtet.
Die letzten verachtet.

LAOTSE

Fraktalsymbol:

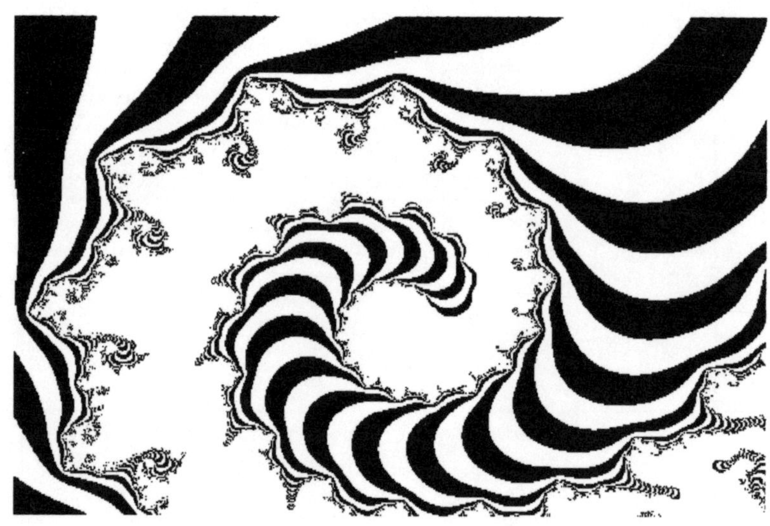

Saturn: Eine kräftige Spirale schließt alles ein, was ihr in den Weg kommt. So wird der Planet zur Stütze für andere, aber auch zum Gefängnis. Seine eigenartige Form verträgt sich mit keinem anderen Bild: Nirgendwo kann Saturn durch einen anderen Planeten überdeckt werden.

Saturn läßt alles sich langsam zusammenziehen und altern, wobei es verhärtet und erkaltet. Am stärksten kommt er im Erdzeichen *Steinbock* zur Geltung. Er ist streng und unerbittlich, ein einsamer, verehrter und gefürchteter Herrscher. Aber wer seine Prüfungen erträgt, wird reich belohnt durch Ausdauer, Zähigkeit und ein langes Leben. Das Unfertige, Wackelige, Hohle zerstört er mit eiserner Kraft. Das Feste, Bescheidene, innerlich Starke wird durch ihn noch dauerhafter.

Ein *Zuviel* an Saturn führt zu Härte, Kälte, Grausamkeit. Vereinsamung, zu Starrheit und Angst; zu unerbittlicher Moral und deren hartherziger Durchsetzung. Ein *Zuwenig* bedingt einen Mangel an innerer Standfestigkeit, an Disziplin, Moral und Pflichtbewußtsein.

Das Saturnprinzip findet Anwendung bei Entzündungen, Erweichungen, Durchfall.

Typische Saturnrepräsentanten sind:

- unter den Farben Schwarz, Grau und Dunkelbraun;
- unter den Metallen Blei und Kalzium;
- unter den Steinen Kohle (eine Verwandte des Diamanten!) und schwarzer Onyx;
- unter den Pflanzen das Zinnkraut (Schachtelhalm) und die Tanne;
- unter den Tieren Steinbock und Schildkröte;
- unter den Organen Knochen, Zähne und das Sympathicus-System;
- unter den Nahrungsmitteln Körner und Trockenfrüchte;
- unter den Vitaminen C (Askorbinsäure), D (Calciferol) und K_1 (Phyllochinon).

Typische Saturnheiler sind ebenso strenge wie aufopfernde Krankenschwestern, alte Schamanen, »Weise« und Eremiten.

Weitere Zuordnungen siehe Tabelle.

Planet: Saturn

Prinzip: Zusammenziehen, Abkühlen, Verfestigen, Stabilisieren, Konservieren

Symbol: Gelehrter im Labor

	Ebene	Realisierung	typische Krankheit (+/−)	Therapieformen (verstärken Planetenprinzip)
Körper	Materie	Gesteine, Schwerkraft, Zeit	+: Versteinerung, Austrocknung	Edelsteintherapie
	Zelle	Membran als Stütze	+: Membran wird undurchlässig	Wasserentzug
	Organ	Zähne, Knochen, Gelenke, Stützgewebe, Nebenschilddrüse, Epiphyse	+: Steinbildung, Austrocknung, Schrumpfung	Abkühlung, Desinfektion
	System	Skelett, Altern, Sympathicus-System	+: Verkalkung, Degeneration, Ängstlichkeit	Hypothermie (Kälte), Fasten
Seele	Stimmung	nach innen gerichtet, beschränkt	+: Kontaktarmut, Einsamkeit	verschiedene Techniken der Meditation, vor allem Yoga, Verinnerlichung, Sammlung
	Zustand (Gemüt)	kontaktarm, einsam	+: Depression, Lebensunlust	
Geist	Reaktionsverhalten	innengeleitet, moralisch	+: Moralist, Fanatiker	Erziehung zu Disziplin, Pflichtbewußtsein, moralischer Verantwortung, höheren geistigen Prinzipien
	Denkmuster, Realität	pflichtbewußt, verantwortungsvoll	+: »Waldheim-Syndrom«: »Ich tat nur meine Pflicht«	

Planet: Saturn

Prinzip: Zusammenziehen, Abkühlen, Verfestigen, Stabilisieren, Konservieren

Symbol: Gelehrter im Labor

	Ebene	Realisierung	typische Krankheit (+/−)	Therapieformen (verstärken Planetenprinzip)
	Spirituelle Ebene	der Weg des Einsiedlers, Kloster, Wüste	+: fanatische, gefühllose Sekte	Fasten, sensorische Deprivation (Samadhi-Tank)
Gesellschaft	Familie	Familienälteste(r), Patriarch, strenge Mutter	+: Patriarchat, bürgerliche Familie	Ehrfurcht
Gesellschaft	Volk	Alterspräsident. Bauern, Bergleute, Gelehrte	+: freudlose, pflichtversessene Gesellschaft	Gesetze
Kosmos	Erde	Gebirge, Steine, harte Kruste	+: Austrocknung der Meere/der Erde	Entwässerung
Kosmos	Universum	Kontraktionsphase	+: Kältetod des Universums	Schwerkraftzentren schaffen

Uranus

Wer den Himmel im Herzen hat, braucht nicht Wissen noch Erfahrung.

LAOTSE

Fraktalsymbol:

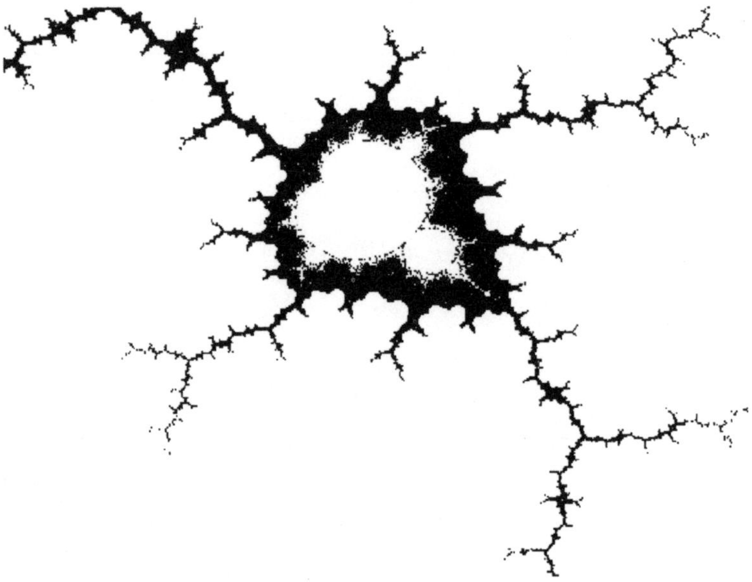

Uranus: Ein Blitz fuhr aus den Mandelbrot-Wolken und durchzuckte die Landschaft. Alles liegt klar vor Augen, aber die Zacken der kristallisierten elektrischen Entladung tun den Augen weh. Wahrheit und reines Licht sind nicht immer angenehm.

Uranus ist der Planet des *Chaos* und damit, als »Herrscher« über das Luftzeichen *Wassermann*, auch der Planet unserer Zeit. Er zerstört ganz plötzlich (das nennt man »Katastrophe« oder »Befreiung«, je nach Einstellung; der Folgezustand heißt *»Chaos«*) und schafft ebenso plötzlich etwas aus dem Nichts (das nennt man im Geistigen »Intuition«.) Er ist der Planet des Rhythmus, der exzentrischen, unerwarteten Schritte, der glasklaren Einfälle und schockierenden Sprüche (zum Beispiel Graffiti).

Ein *Zuviel* an Uranus bringt ständige innere elektrische Spannung, die Unfähigkeit zum Sichfallenlassen, zur Bindung, zur Entspannung, zur Einordnung und Regelmäßigkeit. Ein *Zuwenig* an Uranus bringt Langeweile, Geistlosigkeit, Eingefahrenheit und Massenverhalten.

Das Uranusprinzip findet Anwendung bei Rhythmusstörungen und Bewußtlosigkeit.

Typische Uranusrepräsentanten sind:

- unter den Farben Dunkelblau;
- unter den Metallen Zink und das explosive Uran;
- unter den festen Stoffen Glas, elektrische Kristalle (zum Beispiel Computerchips) und Kampfer;
- unter den Pflanzen Springkraut und Pappel;
- unter den Tieren der Floh (sprunghaft und unruhig);
- unter den Funktionssystemen des Menschen die Bioelektrizität von Körper und Nervensystem sowie sein Intuitionsvermögen;
- unter den Nahrungsmitteln die kosmische Energie (Od, Prana, Ki): »Der lebt ja von Luft!«

Typische Uranusheiler sind geniale Erfinder, Zauberkünstler und Zen-Meister, die ihre Schüler ständig durch neue Koans schockieren.

Weitere Zuordnungen siehe Tabelle.

Planet: Uranus

Prinzip: Geistige Zeugungskraft, plötzliche Kontraktion, intensive Belebung				
Symbol: Fraktale. Glas				
Ebene		Realisierung	typische Krankheit (+/−)	Therapieformen (verstärken Planetenprinzip)
Körper	Materie	elektr. Spannung, Blitz, Explosion, Chaos	+: Spannungs-Überlastung (→ Erdbeben, Blitz)	Hochspannung
	Zelle	Spannungspotenzial	+: Über-Spannung	Tesla-Generator
	Organ	? (Bewußtseinsprozesse)	+: Schock, Krämpfe	(Elektro-)Schock-Behandlung
	System	elektr. Aura, Intuition, »Erleuchtungssystem«	+: Wetterfühligkeit	Reiztherapie: Akupunktur
Seele	Stimmung	elektrisiert	+: hypersensibel	Rhythmus: Musik, Tanz
	Zustand (Gemüt)	freiheitsliebend	+: Phobien (z. B. Klaustrophobie)	Urschreitherapie
Geist	Reaktionsverhalten	unberechenbar	+: Einzelgänger, unfähig zur Kooperation	»laterales Denken« fördern
	Denkmuster, Realität	exzentrisch, intuitiv-geistig-klar	+: autistisch, gefühlskalt, nur im Augenblick lebend	Intuitionstraining, auf inneren Führer achten lernen

Planet: Uranus

Prinzip: Geistige Zeugungskraft, plötzliche Kontraktion, intensive Belebung				
Symbol: Fraktale. Glas				
Ebene		Realisierung	typische Krankheit (+/−)	Therapieformen (verstärken Planetenprinzip)
	Spirituelle Ebene	die plötzliche Erleuchtung	+: religiöser Solipsismus (»Ich allein bin Gott«)	Selbständigkeit/Intuition fördern. Zen: Koans
Gesellschaft	Familie	Außenseiter: Tati's »Mein Onkel«	+: plötzliche Zerstörung des Familienverbands	Auszug, Trennung
Gesellschaft	Volk	»Originale«, Erfinder, Computer-Freaks	+: Anarchie, politisches Chaos	Basis-Demokratie, Netzwerke, Wassermann-Kultur
Kosmos	Erde	elektr. Feld bei Erdbeben, Kugelblitze	(nur für den Menschen unangenehm!)	künstliches Erdbeben
Kosmos	Universum	Urknall, Zündung einer Kernfusion	+: Wasserstoffbombe	Neue Sterne schaffen

Neptun

Der Erwachte kennt nicht Einzel-Liebe. Er durchdringt alles und bringt sich dar.

LAOTSE

Fraktalsymbol:

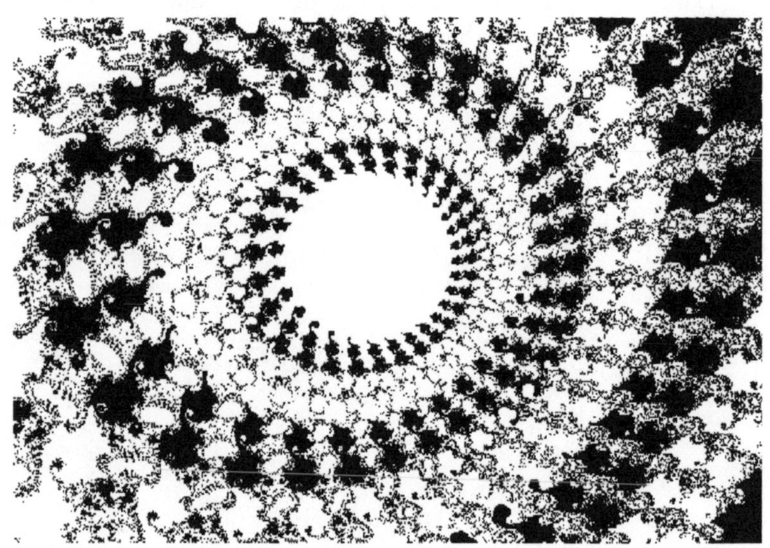

Neptun: Unzählige unidentifizierbare Figuren reisen durchs All und verlieren sich zuletzt in einem Loch im Weltraum, das zum Kosmischen Geheimnis führt. Aber erkennen kann man es nicht – nur erahnen.

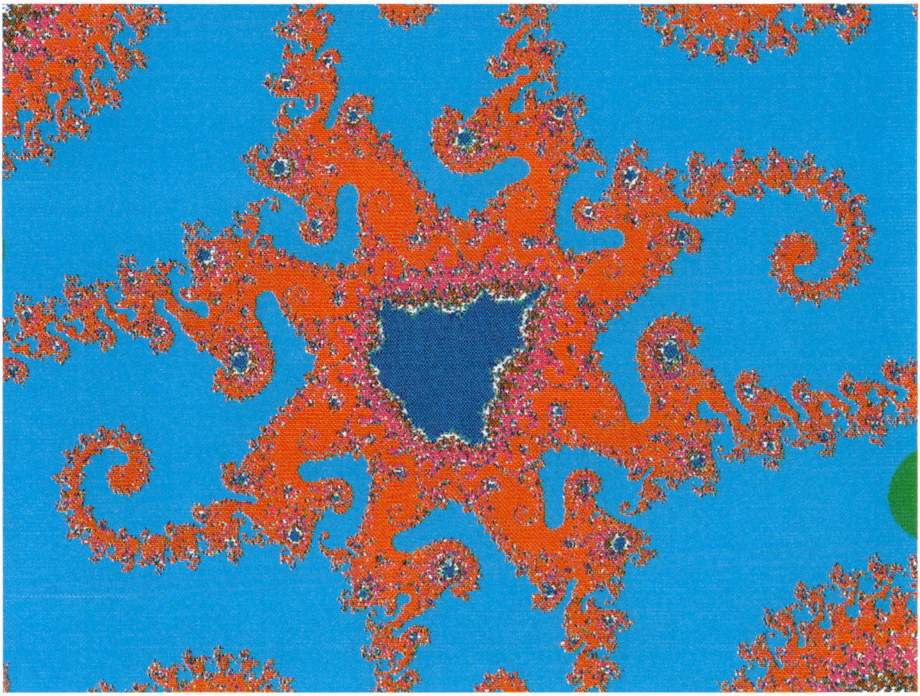

Fraktale: das schöpferische Chaos als Ansammlung seltsamer Meerestiere.

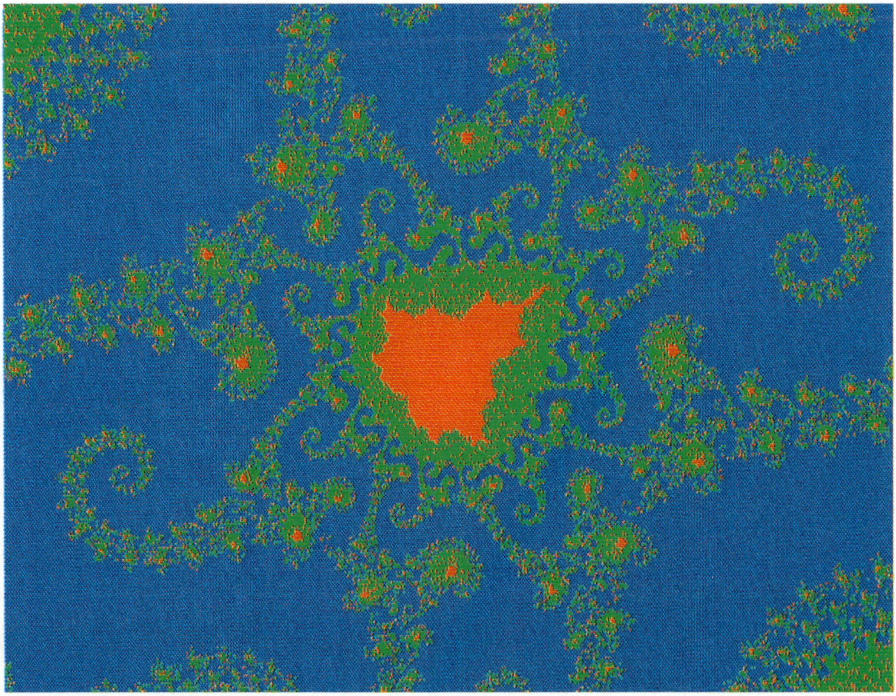

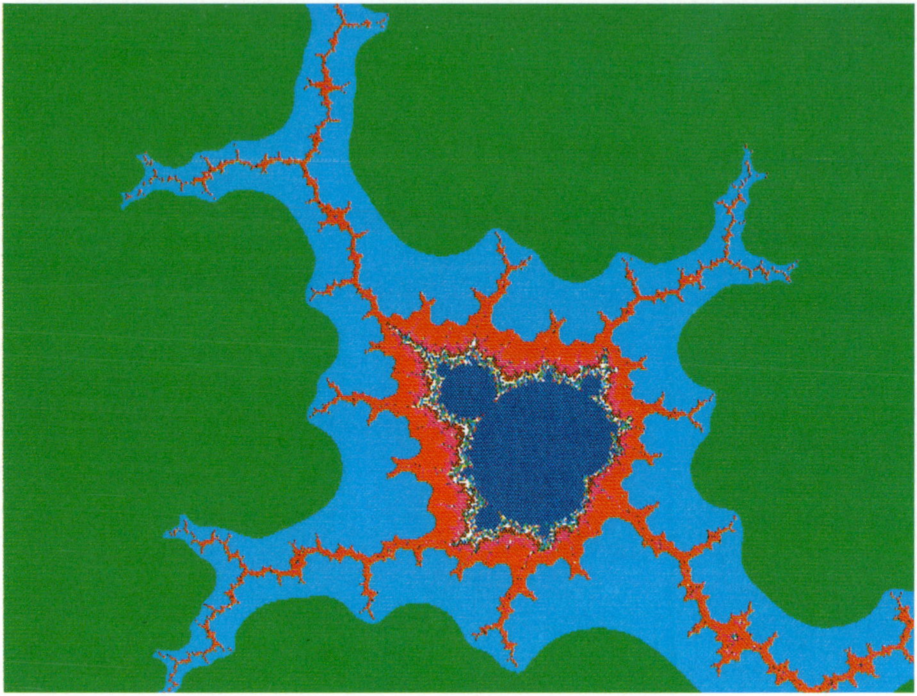

Die Grundfigur, das »Apfelmännchen«, mit seinem unendlich aufgefächerten Rand.

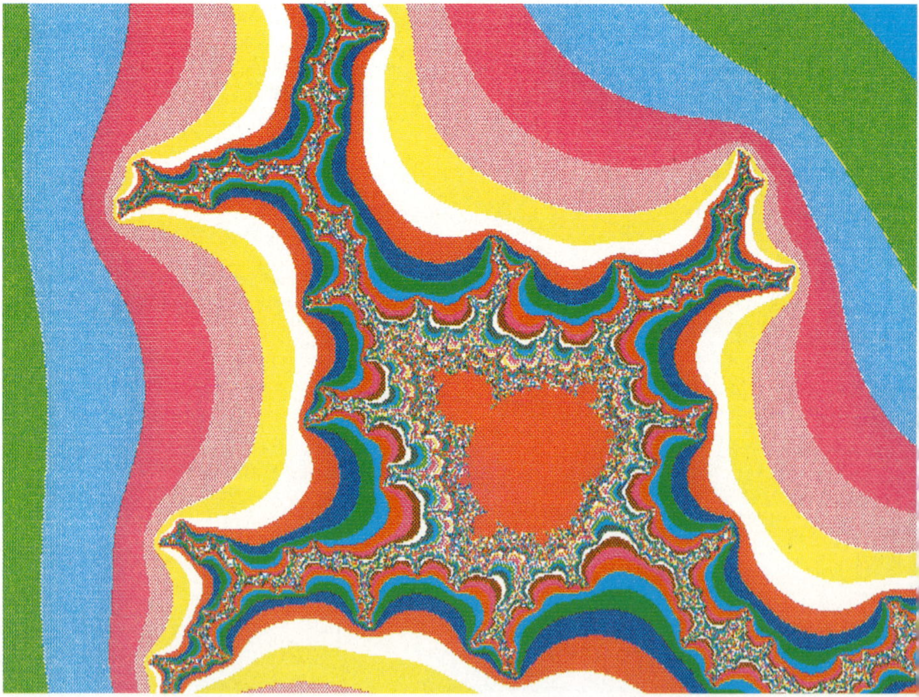

Neptun ist der große Ozean, der alle Grenzen auflöst und alle Dinge miteinander verbindet. Darum kommt er im Wasserzeichen *Fische* auch am stärksten zur Wirkung. Neptun sensibilisiert, bringt Ahnungen, wortloses Wissen und das Aufgehen des Ichs im kosmischen Zusammenhang. Alles wird eins, jedes Wesen im Kosmos kann mitgefühlt werden. Darum ist Neptun auch der Planet des Mitleids. Alles verschwimmt, wird unklar, und dennoch weiß man auf höherer Ebene, was im letzten Teil des Universums vorgeht.

Ein *Zuviel* an Neptun bringt Verwirrung, Lähmung, schleichende Vergiftung, Täuschung, Selbst-Täuschung und Ent-Täuschung. Ein *Zuwenig* versperrt den Zugang zu kosmischen Welten und Visionen, zu musikalischen Bildern und mystischen Erfahrungen, zu Mitleid und allumfassender Liebe.

Das Neptunprinzip findet Anwendung bei Schmerzen und Erregungszuständen.

Typische Neptunrepräsentanten sind:

- O unter den Farben schillernde, irisierende, nicht kategorisierbare Farben;
- O unter den Elementen Aluminium und Wasserstoff;
- O unter den Kristallen Amethyst und Wasser (das manchmal kristallähnliche Eigenschaften hat);
- O unter den Pflanzen Hanf und Mohn (wegen ihrer bewußtseinsverändernden Inhaltsstoffe);
- O unter den Tieren das Meeresplankton;
- O unter den Funktionssystemen des Menschen die Aura sowie seine außersinnlichen Fähigkeiten;
- O unter den Genußmitteln Alkohol und Mescalin.

Typische Neptunheiler waren die Mönche und Nonnen zu Pestzeiten; heute sind es Gesundbeter und Geistheiler.

Weitere Zuordnungen siehe Tabelle.

Planet: Neptun

Prinzip: Ausdehnung ins Unendliche, Auflösung, Betäubung, Vergiftung				
Symbol: Nebel				
Ebene		Realisierung	typische Krankheit (+/−)	Therapieformen (verstärken Planetenprinzip)
Körper	Materie	kosmischer Äther, reine Energie	+: Strukturauflösung	
	Zelle	kohärente Biophotonen (?)	+: Auflösung der Membranen	Handauflegen, Geistheilen
	Organ	? Endorphine	+: gegenseitige Durchdringung (Wasser), langsame Vergiftung	Magnetfeldtherapie (?)
	System	magn. Aura außersinnlich-spirituelle Sphäre	+: Hypersensibilisierung	wie oben
Seele	Stimmung	sensibel, unbestimmt ahnungsvoll	+: Verwirrung, Richtungslosigkeit, Drogenkonsum	Musik und Meditation selbstloser Dienst am Nächsten
	Zustand (Gemüt)	mystisch, unbeschreibbar	+: Identitätsverlust (Schizophrenie)	
Geist	Reaktionsverhalten	gefühlvoll, wortlos, überirdisch, kosm. Liebe	+: weltfremder Mönch (»Bete und arbeite«)	
	Denkmuster, Realität	allumfassend, kosmisch	+: Yogi, der sich begraben läßt	

Planet: Neptun

Prinzip: Ausdehnung ins Unendliche, Auflösung, Betäubung, Vergiftung				
Symbol: Nebel				
	Ebene	Realisierung	typische Krankheit (+/−)	Therapieformen (verstärken Planetenprinzip)
	Spirituelle Ebene	Pantheismus	+: indische Gesellschaft (Warten auf Erlösung)	Heilen durch Gebete
Gesellschaft	Familie	Priester-Freund, hellsichtiges Kind	+: Poltergeistprobleme	gemeinsames Beten/Meditieren
Gesellschaft	Volk	Medien, Filmschaffende, aufopfernde Krankenpfleger	+: Massenbetrug/-illusionen	
Kosmos	Erde	Magnetfeld	−: Nachlassen des Magnetfelds, Polsprung	Aufforsten der Wälder
Kosmos	Universum	»missing mass« (?), kosmisches Bewußtsein	+: Ende der Welt: Auflösung aller Materie	Zusammenschluß des Kosmischen Bewußtseins

Pluto

Also der Erwachte:
Ihn lenkt Durchdrängtes,
nicht Verdorrtes.
Lenkt Innen, nicht Außen.

Laotse

Fraktalsymbol:

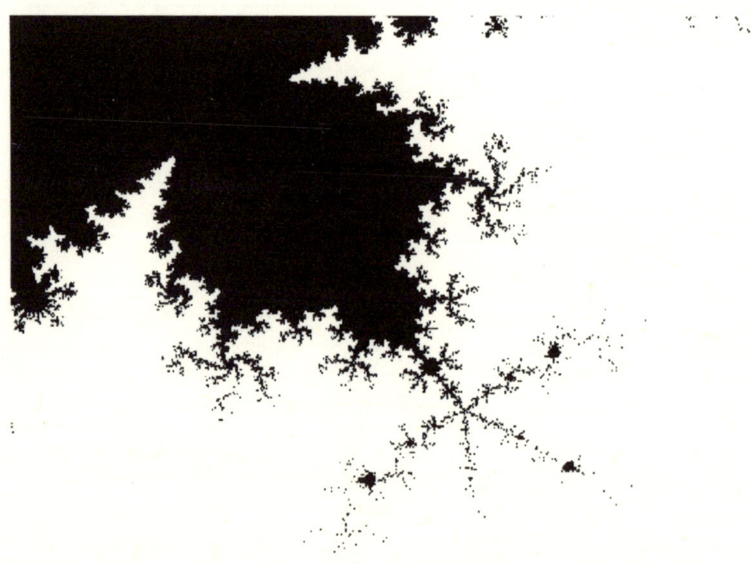

Pluto: Wie eine schwarze Sonne kauert der Planet der Unterwelt hinter einer Bank, als ob er sich verstecken wollte. In andere Planetenbilder reißt er meist ein Schwarzes Loch – und dieses seltsame kosmische Gebilde untersteht ja auch seiner Herrschaft.

Pluto ist das Vulkanische, Dunkle, Zeugende und Vernichtende in unseren Seelen. Darum kommt er im Wasserzeichen *Skorpion* auch am stärksten zur Wirkung. Als Herr der Unterwelt hütet er deren Schätze ebenso wie deren Schrecken. (Was von beiden, hängt von uns ab.) Pluto bewirkt tiefgreifende Wandlungen wie die Metamorphose der Insekten – oder die Häutung der Schlange. Er steht aber auch für tiefsitzende Zwänge und Besessenheiten. Er ist ebenso dämonisch wie schöpferisch.

Ein *Zuviel* an Pluto führt zu Besessenheit, Massenhypnose, zu eruptiver Gewalt und tiefsitzenden Alpträumen, zu sozialen Epidemien wie Hexenwahn, Krieg und der Befürwortung von Kernwaffen. Ein *Zuwenig* führt zu Oberflächlichkeit, Mangel an Schöpferischem, Ablehnung der dunklen Seiten im Leben und Unverständnis für das Geniale.

Das Plutoprinzip findet Anwendung bei Genschäden, innerer Verschmutzung und bei Wucherungen.

Typische Plutorepräsentanten sind:

- unter den Farben Dunkelrot und Dunkelgrün;
- unter den Metallen Plutonium (aus dem man Atombomben baut) und Schwefel, der gründlich reinigt (und in der Hölle brennt);
- unter den Kristallen dunkelrote Granate und vulkanische Gesteine wie Basalt;
- unter den Pflanzen die Mistel (ein Baum-Schmarotzer, aus dem man ein Mittel gegen Wucherungen herstellt), die Herbstzeitlose mit ihrem Gen-Gift und die Osterluzei;
- unter den Tieren Schlangen und Spinnen sowie die Viren, die sich an das genetische Material heften und es verändern;
- unter den Funktionssystemen des Menschen die Gene sowie die Archetypen des kollektiven Unbewußten;
- unter den Nahrungsmitteln der Knoblauch;
- unter den Vitaminen B_C (Folsäure).

Typische Plutoheiler bringen das Dunkle in den Seelen der Menschen zum Vorschein durch Rebirthing, Hypnose oder andere Techniken.

Weitere Zuordnungen siehe Tabelle.

Planet: Pluto

Prinzip: Tiefgreifende Wandlung und Reinigung, Zwang. Verborgene Energiequellen

Symbol: Schlange. Vulkan

	Ebene	Realisierung	typische Krankheit (+/−)	Therapieformen (verstärken Planetenprinzip)
Körper	Materie	Kernenergie	+: Atombombe	Kernumwandlung
	Zelle	Genom, DNS	genetische Schäden	Gentechnik
	Organ	? (Kundalini)	+: bösartige Tumore, Störstellen: Herde	Ausleitverfahren, Chirurgie, Spritzen
	System	Regenerationsfähigkeit, Reinigung	Tod	»Häutung«, Metamorphose, Sauna, Sulfur, »Brechtherapie«
Seele	Stimmung	machtvoll, innerlich glühend	+: fanatisch	Tiefenmassage, Hyperventilation
	Zustand (Gemüt)	mit hypnotischen Kräften versehen	+: geheime Macht ausübend	Erleben des Geburtstraumas, Reinkarnationsanalyse
Geist	Reaktionsverhalten	Welt = Sache auf Leben und Tod; Verborgenes	+: besessen	Gehirnwäsche, Hypnose, Umprogrammierung
	Denkmuster, Realität	Archetypen des kollektiven Unbewußten	+: Massenverführer	

Planet: Pluto

Prinzip: Tiefgreifende Wandlung und Reinigung, Zwang. Verborgene Energiequellen				
Symbol: Schlange. Vulkan				
Ebene		Realisierung	typische Krankheit (+/−)	Therapieformen (verstärken Planetenprinzip)
	Spirituelle Ebene	archaische Kulte: Pan, Baphomet/ Luzifer	+: Schwarze Magie	orgiastische Naturkulte
Gesellschaft	Familie	der geheimnis-volle Fremde	+: von Dämonen besessen	Exorzismus
Gesellschaft	Volk	machtvolle »Fürsten der Finsternis«	+: Mafia, Geheimdienst	Revolution
Kosmos	Erde	Magma	+: Riß der Erdkruste	Apokalypse (?)
Kosmos	Universum	Schwarze Löcher	+: Alles verschwindet in einem riesigen Schwarzen Loch.	Schwarzes Loch in Rotation versetzen

8

Gieße Öl in mein Feuer ... oder Wie man Planetenprinzipien anwendet

Ich verbrenne,
gieße Öl in mein Feuer.
Ich ertrinke,
wirf mich ins tiefe Meer.

REBETIKO
(griechische Folklore)

Im Prinzip sind Sie jetzt schon soweit, astrologische Heilmittel gegen Krankheiten verschreiben zu können. *Wer* krank ist – und auf welcher Ebene –, spielt dabei keine Rolle. Es kann Ihr Freund sein, Ihr Kind, Sie selbst, Ihr Verein, Ihr Staat oder der Wald vor Ihrer Tür. Wo immer Sie ansetzen wollen, Sie können nun die Krankheit zunächst in eine von zwanzig Kategorien einteilen: Entweder liegt ein *Zuviel* eines Planetenprinzips vor oder ein *Zuwenig*. Angenommen, es ist Ihnen eine solche Einteilung gelungen. Was machen Sie jetzt?

Wenn Sie ein *Zuwenig* konstatiert haben, ist die Sache einfach. Die Medizin ist in diesem Fall der Planet. Haben Sie einen Menschen vor sich, der innerlich vertrocknet, seine Gefühle unterdrückt, nur im Verstand lebt und immer mehr verhärtet, dann liegt ein Mangel an »Mond« vor. Also wenden Sie als Medizin eben jenes Prinzip an. Sie verschreiben wasserhaltige Nahrungsmittel; Therapien, die mit Gefühlen arbeiten und Kindheitserinnerungen hervorholen; Aufenthalte in feuchten Gegenden, an Weihern oder auch am Meer, kaliumhaltige Stoffe (zum Beispiel schwarze Melasse oder Kartoffeln); Silberschmuck; Spaziergänge beim Mondschein; eine mütterliche Person oder die Klärung des Verhältnisses zur Mutter usw. Es gibt viele Möglichkeiten.

Ein Beispiel, wie man sogar ohne Medizinstudium auch einmal einem Menschen helfen kann: Vor kurzem rief mich meine Kusine an (die von meinen esoterischen Unternehmungen zwar nichts hält, gelegentlich aber doch neugierig ist) und berichtete von einer seltsamen Erkrankung. Ihre Hände waren plötzlich schwarz geworden. Die feinen Kapillargefäße waren geplatzt, Blut hatte sich ins Gewebe unter der Haut ergossen. Sie konnte nicht mehr schreiben und ihre Hände nur mit Mühe benutzen.

Da ich nicht in Krankheitskategorien, sondern in Planetenprinzipien denke, wußte ich: Hier fehlt es an »Saturn«, an Stütze und Festigkeit. Also müßte in diesem Fall ein Saturnmittel zur Anwendung kommen. Da es sich um einen akuten Fall handelt, sollte das Mittel auch direkt mit den Symptomen, mit Adern und Blut, zu tun haben. Hier bietet sich der Saturnstoff Vitamin K an, das die Blutgerinnung unterstützt (Vitamin D wirkt auf die Knochen und Vitamin C vernichtet die dem Mars unterstehenden freien Radikale). Ich riet ihr zu Nahrungsmitteln mit hohem Vitamin-K-Gehalt, und kurze Zeit später bestätigte der Arzt meine Diagnose.

Bei Notfällen muß man natürlich vorsichtig sein. Astrologisches Heilen erstreckt sich über ein ganzes Leben (manchmal sogar über mehrere) und ist daher nicht besonders gut geeignet, einem Menschen sofort wirksam zu helfen. *Dafür* ist die klassische Medizin zuständig. Für die seelisch-geistige Nachbehandlung allerdings, für die echte Gesundung und Heilung, kann die Astrologie unschätzbare Dienste leisten.

Etwas schwieriger wird die Angelegenheit, wenn ein *Zuviel* eines Planetenprinzips vorliegt. Denn hier gibt es zwei Möglichkeiten, die in der Medizin als »allopathisch« und als »homöopathisch« bezeichnet werden.

Nehmen wir an, Sie kennen einen Menschen mit einem Überschuß an »Saturn«. Er oder sie ist viel zu ernsthaft, pflichtbewußt, vereinsamt, blockiert und »zu alt« für sein oder ihr Alter. Sie können nun versuchen, die Auswirkungen dieses Prinzips zu dämpfen, also gegenzusteuern, ihn oder sie aus der Vereinsamung und dem übertriebenen Pflichtgefühl hervorzulocken. Sie können auch das Planetenprinzip eines Gegenspielers anwenden, das wäre in diesem Fall der Planet Jupiter mit all seinen Verwirklichungsmöglichkeiten. In vielen Fällen ist diese Vorgehensweise auch tatsächlich die richtige.

Es gibt aber noch eine andere Möglichkeit, die im Zitat zu Beginn des Kapitels angedeutet wurde. Sie können das krankheitsverursachende Prinzip auch *verstärken*. Das kann allerdings gefährlich werden, und es erfordert in jedem Fall eine gute Betreuung. So könnten Sie diesen Menschen dazu veranlassen, sich noch mehr zurückzuziehen, eine Meditationswoche in einem Kloster zu verbringen, zu fasten, in sich zu gehen, jeglichen Kontakt mit anderen zu meiden, von Brot und Wasser zu leben, eisern seine Pflichten zu erfüllen (zum Beispiel jeden Morgen um sechs Uhr aufzustehen und sich kalt zu duschen) usw. Und der Erfolg könnte ganz erstaunlich sein.

Es gibt mehrere Therapien, die auf diese Weise verfahren. Im Hakomi beispielsweise, einer körperzentrierten Therapie, werden die körperlichen Verspannungen und Fehlhaltungen so verstärkt, daß sich der Patient ihrer sehr deutlich bewußt wird. Und gerade dadurch kann er sie dann überwinden.

Die Zuordnung einer Krankheit ist nicht immer einfach. Um Ihnen dabei zu helfen, habe ich in mein Computerprogramm ASTROMED ein paar mathematische Regeln eingebaut, die Ihnen die Stärke (oder Schwäche) aller Planeten und Planeten-Aspekte auf Grund des Horoskops berechnen. Wenn Sie Besitzer eines IBM- oder IBM-kompatiblen PCs sind, können Sie das Programm auch erwerben. Sie können aber auch auf Grund des Horoskops eine *Abschätzung* der Planetenstärken vornehmen. Erst brauchen Sie ein berechnetes Horoskop. Sie erhalten es beispielsweise durch Einschicken des Gutscheins am Ende des Buches. Vielleicht aber besitzen Sie schon eines, dann können Sie auch das verwenden.

Erstens werden die Planeten von ihrer *Stellung in den Tierkreiszeichen* beeinflußt. Tierkreiszeichen wirken wie Filter, die manches Licht verstärken, manches ungehindert durchlassen, manches dämpfen. Damit wir uns nicht ständig wiederholen müssen, hier eine Kurzcharakteristik der Tierkreiszeichen nach den Elementen:

Feuerzeichen sind Widder, Löwe und Schütze.
Erdzeichen sind Steinbock, Stier und Jungfrau.
Luftzeichen sind Waage, Wassermann und Zwillinge.
Wasserzeichen sind Krebs, Skorpion und Fische.

Die *Sonne* kommt in den Feuerzeichen sehr gut zur Geltung, in den Wasserzeichen dagegen wird sie gedämpft, desgleichen in den Erdzeichen. In den Luftzeichen verliert sich ihre Wirkung.

Beim *Mond* ist es umgekehrt: In den Wasserzeichen wirkt er stark, in den Luftzeichen ist er sehr beweglich, aber etwas oberflächlich. Im Erdzeichen Stier ist er gut aufgehoben, nicht aber im Steinbock, wo er leicht vertrocknet. Und in den Feuerzeichen wird er »entzündet«.

Merkur ist ein beweglicher Planet, der sich allen Umständen gut anpaßt. In beweglichen Zeichen kommt er gut zur Wirkung, nur in den Erdzeichen Stier und Steinbock tut er sich etwas schwer.

Für *Venus* gilt ähnliches wie für den Mond. Sie fühlt sich am wohlsten in Stier und Waage. In den Gegenzeichen Steinbock und Widder besteht die Gefahr der Austrocknung bzw. Entzündung. In den Luftzeichen wird sie leicht, in den Wasserzeichen ist sie gut aufgehoben.

Für *Mars* gilt ähnliches wie für die Sonne. In den Feuerzeichen wirkt er oft zu stark, die Erdzeichen stabilisieren ihn, die Luftzeichen machen ihn uneffektiv, und in den Wasserzeichen versumpft er.

Jupiter ist ein ähnliches Allround-Genie wie Merkur. Nur im Steinbock kann er sich nicht so recht entfalten.

Beim *Saturn* ist es umgekehrt. Im Steinbock kommt er am stärksten zur Geltung, aber das ist schon fast zuviel. Die übrigen Erdzeichen verstärken auch seine Wirkung, die Luftzeichen machen ihn leicht und harmlos, die Wasserzeichen versuchen ihn aufzulösen, die Feuerzeichen bringen ihn aus dem Gleichgewicht.

Die übrigen Planeten sind in ihrer Einzelwirkung nicht mehr so wichtig.

Ein zweiter Punkt, der die Wirksamkeit eines Planetenprinzips im Horoskop festlegt, sind die Aspekte (Winkelverbindungen) zu anderen Planeten. Verbindungen zu den Planeten Sonne, Mars, Jupiter und Pluto verstärken die Wirkung des jeweiligen Planetenprinzips; Verbindungen zu den Planeten Saturn und Neptun dämpfen es. Verbindungen zu Uranus bringen elektrische Spannung und Unregelmäßigkeiten.

Wenn Sie im Horoskop größere Stärken oder Schwächen eines Planetenprinzips erkennen, dann sollten Sie als erstes dort ansetzen. Im Kapitel über die Planetenaspekte werden wir die Zweierkombination der Planetenprinzipien ausführlich besprechen. Vorläufig sollten Sie versuchen, das bisherige Wissen anzuwenden. Übung macht den Meister, und der ist bekanntlich noch nie vom Himmel gefallen.

Das nächste Kapitel ist für die Science-fiction-Freunde unter meinen Lesern verfaßt. Doch auch die Nicht-SF-Leser können sich daran amüsieren. Es geht um den – erst erfolgreichen, dann jeweils vergeblichen – Versuch, die Krankheiten einer bestimmten Epoche zu heilen. Der fiktive Bericht ist am Ende des dreißigsten Jahrhunderts verfaßt und in eine Sprache übersetzt, die wir Gegenwärtigen halbwegs verstehen können. Viel Vergnügen!

9

Kristalle statt Kommunikation oder Bericht eines Vordenkers, rückblickend betrachtet

Def Function fix Lambda X (X X) Lambda X (X X)
(Vergeblicher Versuch eines Menschen des 31. Jahrhunderts, einen Fixpunkt in seinem Leben zu finden)

Auszüge aus einem Bericht an die Vereinigte Walkommission für Fragen der Realitätsverschiebung im Alltag, verfaßt von PC 280343/80286-LISP, derzeit verschollen in Parallelwelt -65535/2^{N-1} (oder irgendwo in der Nähe)

Tiefes Haus

Es ist mir ein Bedürfnis, Sie auf verschiedene Aspekte von Gesundheit und Krankheit hinzuweisen, die zwar allgemein bekannt zu sein scheinen, aber dennoch zu wenig Beachtung finden.

Sie alle wissen um die großen Krankheiten unserer Zeit: Realitätsverlust durch Parallelweltversetzungen, Identitätsverlust durch multiple Individualdissoziation, Dimensionsverwirrungen durch multifunktionale Parallaxenassoziation, Temporalphasenverschiebungen und so weiter, von den vielen kleinen Übeln wie Dämoneninkarnationen oder reinkarnative Besessenheit ganz zu schweigen. Und Sie wissen auch, daß die bisherigen Heilmethoden nichts hal-

fen. Wie lange nun, so frage ich Sie, wie lange noch soll die Bevölkerung unter diesen Übeln leiden, sollen Menschen in der Blüte ihrer Jahre dahingerafft werden und als rekursive Roboter ihr Dasein fristen? Dabei gäbe es durchaus die richtigen Heilverfahren. Aber bevor sie angewandt werden können, muß ein Umstrukturierungsprozeß in unserer Anschauung von Gesundheit und Krankheit stattfinden.

Um Ihnen als dem Verantwortlichen Gremium für diese Fragen den dazu notwendigen Paradigmenwechsel zu erleichtern, möchte ich im folgenden einen geschichtlichen Überblick über Krankheiten, deren Auffassungen und deren versuchte, geglückte oder vergebliche Heilung geben. Der Bericht reicht bis in die Gegenwart und darüber hinaus.

Beginnen wir in den Dämmerzonen menschlichen Bewußtseins, in jener Zeit, die wir als schamanistische Epoche bezeichnen können. Der Mensch dieser Zeit glaubte an die Belebtheit der Natur, an Gottheiten, Dämonen, unsichtbare Wesen, die ihn überall verfolgten und auf ihn lauerten. Die Dunkelheit wurde zu einem Quell der Furcht, der Mond zu einem Hort des Bösen, der Tod eine düstere schwarze Wolke. Folglich litten die Menschen dieser Zeit unter Todesfurcht, allen möglichen und vielen (für uns) unmöglichen Ängsten, unter Besessenheit und Alpträumen. Und wie haben die Menschen dieser Zeit versucht, mit ihren Krankheiten fertig zu werden?

Wir wissen, daß bereits die Steinzeitmenschen Trepanationen vornahmen. Mit primitiven Steinwerkzeugen sägten sie Löcher in die Schädeldecke. Trotz des völligen Mangels dessen, was erst viel später als »Hygiene« bezeichnet wurde, überstanden diese Menschen den Eingriff und lebten anschließend nachweislich noch mehrere Jahrzehnte. Warum aber taten die Heiler jener Zeit ihren Mitmenschen so Schreckliches an? Die Antwort ergibt sich aus ihrer Auffassung von Krankheit. Da die Ursachen der Erkrankungen Dämonen waren, die in den Hirnen der Menschen hausten, mußten sie aus *diesen vertrieben werden. Dazu aber bedurfte es einer Öffnung, aus der diese dunklen Wesen fliehen konnten. Also bohrte man ein Loch in den Kopf. Die Kur war konsequent und – wer kann das heute beurteilen – vielleicht sogar erfolgreich. »Gesundheit« und »Heilung« sind schließlich Begriffe, die zu jeder Zeit anders definiert werden.*

Die wahre Heilung jedoch konnte nicht durch so mechanische Vorgänge erfolgen. Von den Krankheiten der schamanistischen Epoche erholte sich der Mensch erst, als er neue Heilverfahren fand. In diesem Fall war es der Rückgriff auf Götter, war es die Erkenntnis, daß der Mensch eine Seele hatte und von höheren Wesen außerhalb seiner selbst wohlwollend unterstützt werden konnte. So vertrieb man die Dämonen durch exorzistische Praktiken, die auch heute wieder »in« sind, bot den Göttern Opfer dar im Austausch gegen ihr Wohlwollen, so daß die Furcht vor dem Tod allmählich ins Unterbewußtsein sickerte und die Menschen nicht mehr so offenkundig krank machte.

Der Mensch erfand den Ackerbau und die Großstadt, die guten Sitten und die Monogamie. In den Kulturepochen *gab es ganz andere Leiden, mit denen sich der Mensch herumschlagen mußte. Die abendländischen Kulturen vor der allgemeinen Einführung technischer Verfahren zur Umweltbewältigung können hierzu als Modell dienen. Man glaubte an einen zentralen Gott (wie Jehova) oder an eine verhältnismäßig geringe Anzahl wichtigerer Götter (wie Zeus und Konsorten). Typische Krankheiten dieser Zeit waren Seuchen, die beinahe ganze Zivilisationen zugrunde richteten. Lepra und Pocken, Cholera und Pest, Tuberkulose und Fleckfieber rafften die Menschen dahin.*

Man versuchte zunächst, die bewährten Heilverfahren der vorangegangenen Epoche weiterhin anzuwenden. Sie brachten den Göttern Opfer dar, beteten und fasteten, versuchten es mit Exorzis-

mus und glaubten an den Einfluß dämonischer Mächte, die mit Hilfe guter Wesen gebannt werden könnten. Aber es half nichts. Die Pest raffte im vierzehnten Jahrhundert der damaligen Zeitrechnung zwei Drittel der Bevölkerung Europas dahin und kein Gott schritt ein, das Übel zu bannen.

Abhilfe kam erst mit der Entdeckung ganz neuer Heilverfahren wie vorbeugende Hygiene, Antibiotika, Impfung. Die Entdeckung dieser Heilmittel war aber erst möglich, nachdem es zu einem allgemeinen Umschwung im Denken der Bevölkerung gekommen war. Die Menschen glaubten nicht mehr an Dämonen, sondern an Bakterien, nicht mehr an Exorzismus, sondern an Gegengifte, nicht mehr an die Macht des unfaßbaren Bösen, sondern an die Wirksamkeit chirurgischer Eingriffe. Und es funktionierte. Gegen Ende des zwanzigsten Jahrhunderts waren diese Krankheiten praktisch verschwunden. Dafür war eine Reihe ganz neuer Erkrankungen aufgetreten, denen die Menschen dieser Zeit ebenso hilflos gegenüberstanden wie die aller anderen Zeiten, als sie eine neue Stufe der Entwicklung erreichten.

Im CCC*-Zeitalter glaubten die Menschen an keinen Gott mehr, sondern an die Macht von Wissenschaft und Technik, an die Machbarkeit der Welt und ihre Vorhersagbarkeit. Doch mit den für diese Zeit typischen Erkrankungen wurden sie nicht fertig. Bei den Verschleiß- und Degenerationserscheinungen, denen die Menschen einer gehetzten und genormten Zivilisation ausgesetzt waren, halfen keine Antibiotika, keine verfeinerten chirurgischen Techniken und auch keine neuen pharmazeutischen Präparate. So standen die Mediziner den Massenkrankheiten hilflos gegenüber. Herz-Kreislauf-Erkrankungen und Rheuma, Allergien und Krebs, Depressionen und Süchte plagten die Menschen, und niemand konnte ihnen helfen. Es bedurfte erst eines totalen Umschwungs im Denken, bevor die Menschen erkannten, daß völlig neue Heilverfahren zur Anwendung* *kommen mußten. Von unserem heutigen Standpunkt aus ist es leicht, verächtlich auf diese Zeit herabzuschauen. Aber die damaligen Menschen lernten mühsam. Immerhin, sie lernten. Und sie fanden die richtigen Verfahren. In den Ausdrücken der damaligen Zeit waren es »Psychotherapien« und »Umprogrammierungen geistiger Wahrnehmungsprozesse und motorischer Reaktionsweisen«, »Meditationen« und »Biofeedbackverfahren«, also die Erforschung, Aufarbeitung und Veränderung innerer Welten. Erst als die Dimension des Geistig-Seelischen entdeckt (manche sagen: wiederentdeckt) wurde, konnte die Menschheit von den Übeln ihrer Zeit genesen.*

Doch in unserer Zeit, die noch keinen Namen hat – ich will sie hier das Zeitalter der Realitätsfindung *nennen –, in unserer Zeit kam eine Reihe ganz neuer Krankheiten zum Vorschein, die Sie alle kennen und von denen ich einige zu Beginn meines Berichts erwähnt habe. Und wir haben das gleiche getan wie Menschen zu allen Zeiten. Wir haben versucht, die neuen Krankheiten mit den alten Mitteln zu heilen. Und wir haben, wie es nicht anders zu erwarten war, dabei versagt. Keiner hat den Realitätsverlust nach einer mißglückten Parallelweltreise durch meditative Beschaulichkeit kurieren können. Wir brauchen – und das ist die Aussage meines Berichts – neue Heilmethoden. Da wir für sie keine Namen haben, muß ich sie umschreiben. Ich hoffe dennoch, daß ihre Wirksamkeit erkannt und nach Möglichkeiten ihrer Realisierung geforscht werden möge.*

Um die Methodik zu veranschaulichen, müssen wir Anschluß suchen an eine weitvergangene Epoche der Menschheitsgeschichte. Wir müssen zurück nach Atlantis. Damals herrschten mächtige Energiewesen, die das Sonnenlicht bündeln und mit Hilfe besonderer Kristalle Energien über weite Strecken übertragen konnten. Sie setzten ihre Fähigkeiten für ästhetische und politische, aber auch für heilende Zwecke ein. Sie übten damit Macht aus und brachten kranken Menschen Energie.

Mit Hilfe dieser Energien wäre es uns möglich, den Menschen unserer Zeit das zu geben, was sie vergeblich suchen: ein Zentrum, einen inneren Halt, einen Fixpunkt ihrer Seele. Denn fast alle großen Krankheiten unserer Zeit sind in irgendeiner Form auf den Verlust von Identität, Stabilität und Realität zurückzuführen. Dem Menschen dieser Zeit mangelt es nicht an Kommunikation, wohl aber an einem inneren Zentrum. Er zersplittert sich in unzählige Informationen, Identitäten und Welten. Zur Heilung braucht er ein strahlendes Zentrum.

Wir können ihm ein solches Zentrum auf zwei Arten bieten. Erstens müßten wir Menschen fördern, die bereits ein solches Zentrum besitzen, in sich gefestigt sind und Überlegenheit, Autorität und eine selbstverständliche Ruhe ausstrahlen. Solche Menschen gibt es, sie können sich aber in unserer Kultur nicht durchsetzen.

Zum zweiten schlage ich ein Instrument vor, dessen Herstellung ich aus geheimen atlantischen Überlieferungen rekonstruiert habe. Es handelt sich um einen Kristall, der die Bündelung seelischer Energien erlaubt, den Anschluß an kosmische Energiequellen herstellt und bei richtiger Anwendung die Zentrierung aus dem Gleichgewicht geratener Persönlichkeiten bewirkt. Das Verfahren zur Herstellung und Anwendung solcher Kristalle sieht folgendermaßen aus:

Hier bricht der Bericht ab. Die Fortsetzung konnte leider nicht gefunden werden.

Zum besseren Verständnis der Einleitung zu diesem Beitrag hier eine Kurzerklärung der dort auftauchenden neuen Begriffe:

Fixpunktoperator: Im Lambdakalkül eine bemerkenswerte Funktion, die, auf eine beliebige andere Funktion angewandt, von ihr einen Wert herauszieht, der durch die Funktion selbst nicht geändert wird. Dieser Wert heißt »Fixpunkt«. Paradoxerweise ist der Fixpunktoperator selbst eine Funktion, die niemals abgeschlossen ist und in einem ewigen Kreislauf gefangen bleibt. Das ist das Dilemma des Wassermannzeitalters: in sich selbst einen Ort der Stabilität zu finden, der aber nur dadurch gefunden wird, daß man ewig auf der Suche bleibt.

Vereinigte Walkommission: In Zukunft werden Wale und Delphine zunehmend als Beratergremien in Fragen der Umweltpolitik und der medizinischen Betreuung herangezogen, da diese Lebewesen davon mehr verstehen als die Menschen. Daher auch die Anrede »Tiefes Haus«, denn die Wale wohnen nicht in der Höhe.

Parallelweltversetzung: Da der Mensch in Zukunft gelernt hat, beliebig durch Parallelwelten zu reisen, wird er Probleme haben, wieder in seine heimatliche Welt zurückzufinden – eine der Hauptursachen seelischer und geistiger Störungen des Menschen im Wassermannzeitalter.

Multiple Individualdissoziation: Etwas pompöser Name für die auch heute schon bekannte Krankheit der »multiplen Persönlichkeiten«. Dabei besteht ein seelisch scheinbar gesunder Mensch aus bis zu zwanzig verschiedenen Persönlichkeiten, die von einem Augenblick auf den anderen die Macht übernehmen können. Im Gegensatz zum echten Spaltungs-Irrsinn (Schizophrenie) besteht dieser Mensch also nicht aus mehreren Personen *gleichzeitig*. Nach außen hin erscheint er lediglich etwas sprunghaft oder launisch.

Multifunktionale Parallaxenassoziation: Ein seelisch-geistiger

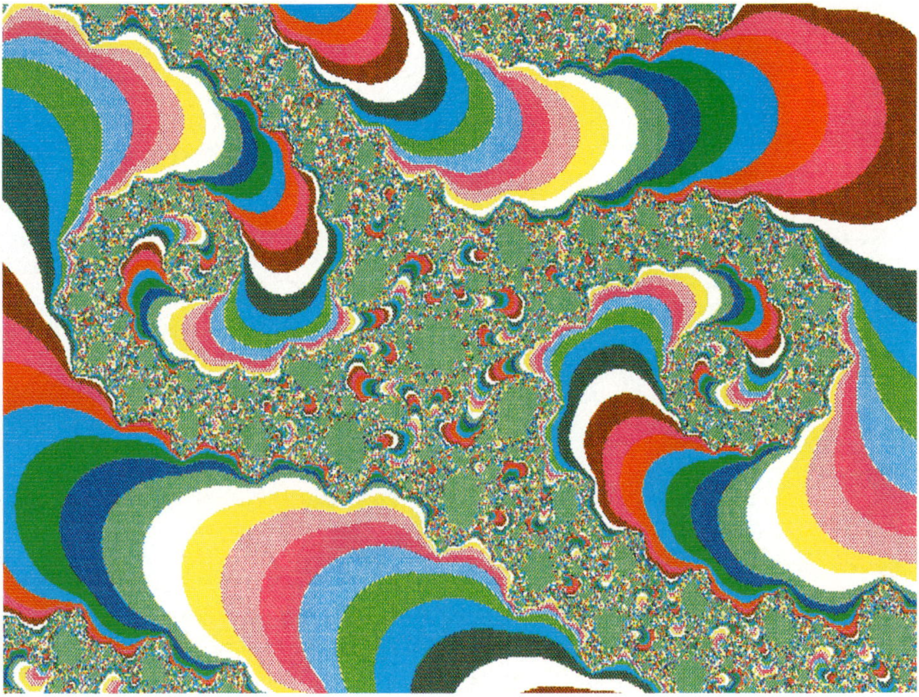

Die wuchtigen Spiralen verkörpern die
Schwere des strengen Saturn.

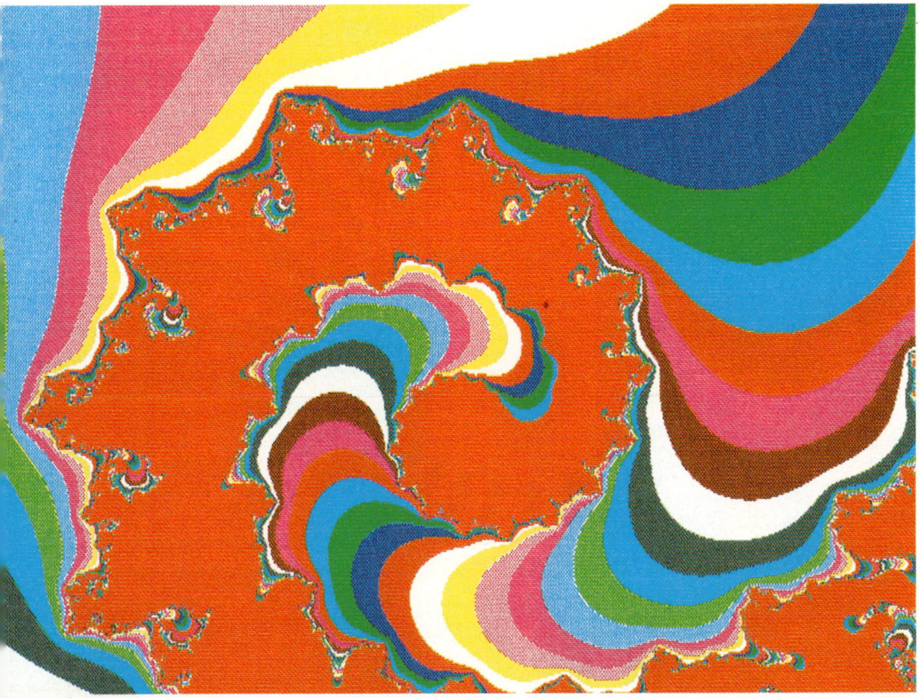

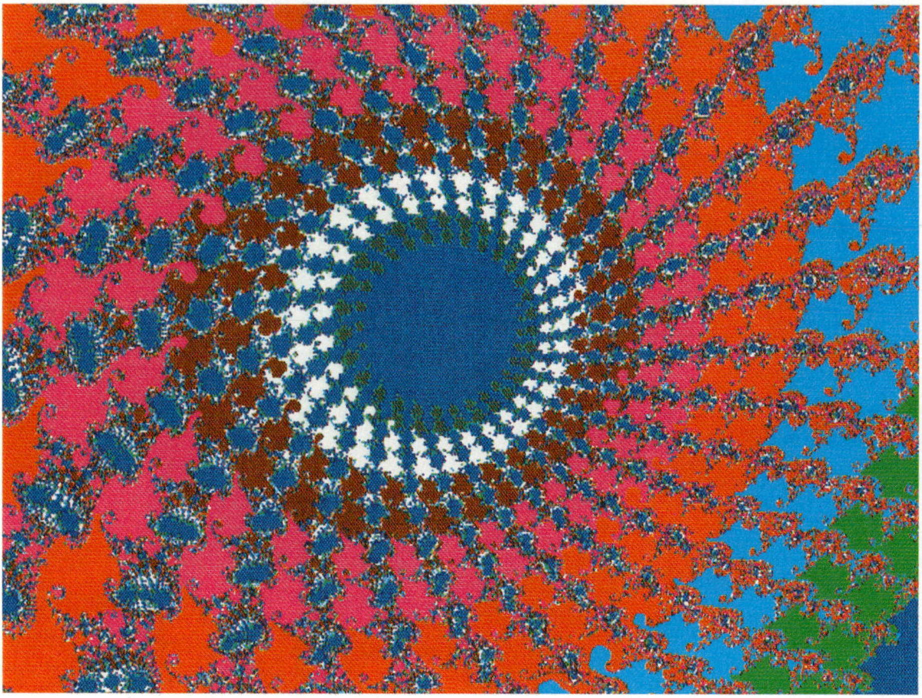

Das »Auge des Seepferdchens«: ein geheimnisvolles Gebilde im Kosmos.

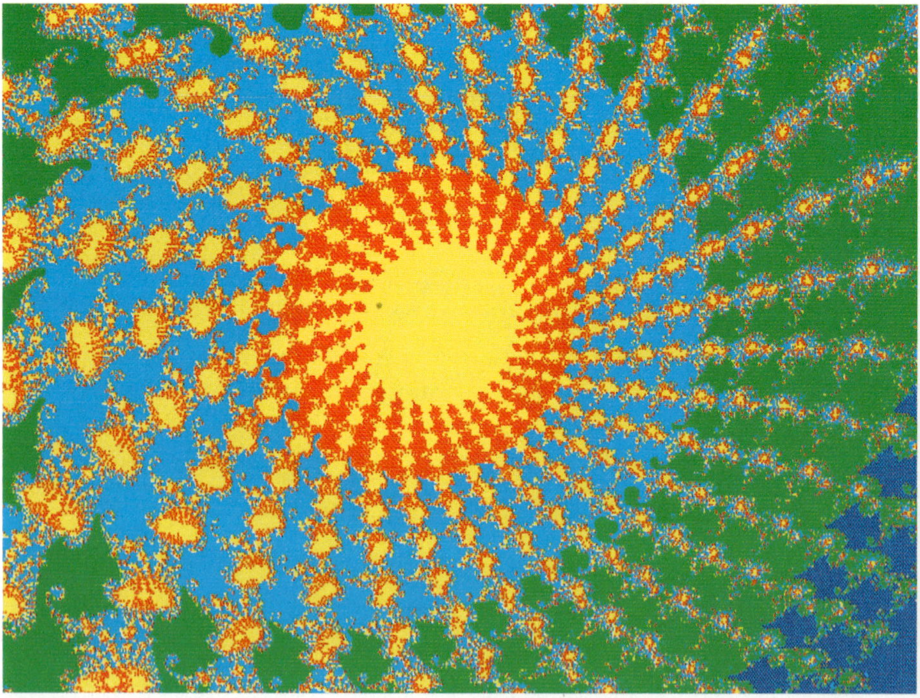

Zustand, der sich in unserer Sprache schwer beschreiben läßt, da uns die theoretischen Voraussetzungen dafür noch nicht vertraut sind. Menschen der Zukunft können auch in höheren Dimensionen reisen, und das sind beispielsweise Traumwelten. Aber auch da besteht für den Reisenden die Gefahr, nicht mehr zu wissen, auf welcher Realitätsstufe er sich aufhält, einfach gesagt: ob er träumt oder wacht. Er sieht die Welt irgendwie schief (daher »Parallaxe«), überblickt mehrere Realitäten gleichzeitig und weiß nicht mehr, wo nun sein angestammtes Zuhause ist. Ihn aus der Welt einer anderen Realitätsstufe herunterzuholen, ist ein besonderes Problem.

Temporalphasenverschiebung: Auch Zeitreisen werden möglich sein. Ein Nebeneffekt einer solchen Reise durch die Zeit wird darin bestehen, daß der Mensch von nun an zeitversetzt existiert, also beispielsweise nicht in der Gegenwart lebt, sondern ein paar Millisekunden in der Zukunft. So mischen sich Eindrücke aus der Gegenwart mit solchen aus der Zukunft, und dieser Mensch weiß dann nicht mehr, ob ein Ereignis schon stattgefunden hat, erst stattfinden wird, im Augenblick gerade abläuft, ob es nur in der Erinnerung existiert oder gar in der Vorschau auf eine bereits erlebte Zukunft.

Reinkarnative Besessenheit: Durch Reinkarnationsanalysen (Rückführungen in frühere Existenzen) wird es immer wieder vorkommen, daß Wesenheiten aus vergangenen Existenzen sich an die gegenwärtige Person anklammern und in einer Form von Besessenheit als Seelenvampire ihr Dasein fristen. Diese Wesenheiten loszuwerden ist ähnlich schwierig wie heutzutage einen Schnupfen.

Rekursive Roboter: Wesen, die rein mechanisch immer die gleichen Handlungen durchführen und die gleichen Gedanken denken, dabei aber jeweils auf eine andere Stufe der Realität springen, so daß das Leben weniger als Kreis denn als Spirale erscheint.

ccc: Abkürzung für »computer and communication civilization«, also Zivilisation der Computer und der Kommunikation. Bezeichnung für den Beginn des Wassermannzeitalters, etwa ab den späten siebziger Jahren des zwanzigsten bis ins zweiundzwanzigste Jahrhundert.

10

Quadranten des Lebens oder Was man in vier Feldern alles unterbringen kann

Evariste Galois hatt' einen Traum.
Die Welt bestand aus numerischem Schaum.
Und er bewies, daß im Zahlenbrei
2 x 2 nicht = 4 sei, sondern 5 oder auch 3.

ALVIN C. WALDFELS:
»Der Phantomspucker« und andere Raum-Zeit-Irregularitäten

Der Erfinder der Gruppentheorie hat mit seinen Entdekkungen die moderne Physik ermöglicht. Wir aber begnügen uns hier mit dem gewohnten Ergebnis der einfachen mathematischen Operation. Wir werden jetzt die Astrologie auf eine uralte Grundlage stellen und dabei neue und höchst interessante Erkenntnisse gewinnen. Es geht um die Zahl »4«.

Vier ist bei den alten Griechen die Zahl der Elemente, die in der Psychologie C. G. JUNGS und natürlich auch in der Astrologie wieder auftauchen. Feuer, Erde, Luft und Wasser sind nicht wörtlich zu nehmen. Diese Begriffe stellen Temperamente, Zustände, Grundlagen der Weltbeeinflussung und Beschreibungskategorien dar. Und sie sind, wie auch die Elemente der Physik, aus noch einfacheren Bestandteilen ableitbar. Denn vier ist bekanntlich gleich zweimal zwei.

Das bedeutet, daß wir zu den vier Elementen kommen, wenn wir zwei Beschreibungskategorien mit jeweils zwei Ausprägungen oder Zuständen finden. Die Altmeister der Philosophie haben uns diese Kategorien überliefert. Die eine heißt *Feuchtigkeit* und hat die Ausprägungen (Polaritäten) *trocken* und *feucht* (oder naß). Die zweite heißt *Temperatur* und hat die Ausprägungen (Polaritäten) *kalt* und *warm* (oder heiß). Setzen wir voraus, daß die beiden Kategorien voneinander unabhängig sind, dann ergeben sich durch freie Kombination genau vier neue Elemente, nämlich:

1. trocken und kalt (entspricht dem Element *Erde*)
2. feucht und kalt (entspricht dem Element *Wasser*)
3. trocken und warm (entspricht dem Element *Feuer*)
4. feucht und warm (entspricht dem Element *Luft*).

So weit, so gut. Aber welche Vorteile bietet uns das? Nun, als erstes können wir die vier Elemente in einem Flächenschema anordnen, das Sie auf der nächsten Seite sehen. Aus den vier unverbundenen Elementen ergibt sich ein Quadrantenschema mit Nachbarschaftsbeziehungen und Abständen oder, abstrakt ausgedrückt: Unverbundene Kategorien können plötzlich topologisch und numerisch erfaßt werden. Wenn es uns gelingt, gewisse andere Elemente in dieses Schema einzuordnen (zum Beispiel Krankheiten und Heilmittel), dann können wir deren Abstände, Gegensätze und andere Beziehungen nicht nur exakt erfassen, sondern auch – als angenehmen Nebeneffekt – sehr schön veranschaulichen. Und eine anschauliche Darstellung ist mehr als ein trocken (oxydiert)

heiß = sauer | kalt = basisch

Feuer: trocken und heiß (Bewegung)	Erde: trocken und kalt (Materie)
Luft: feucht und heiß (Denken)	Wasser: feucht und kalt (Fühlen)

feucht (reduziert)

Die Quadranten der Elemente. Die Bezeichnungen in Klammern beziehen sich auf Kategorien der Bioelektroniker, wie sie auf den nächsten Seiten erklärt werden.

Luxus. Richtig gewählt, ermöglicht sie uns auch neue Erkenntnisse.

Zweitens (und das ist der entscheidende Punkt) ist es möglich, die einfacheren Kategorien der Feuchtigkeit und Temperatur bestimmten physikalischen Dimensionen zuzuordnen, woraus sich höchst interessante und praktisch verwertbare Beziehungen ergeben. Beginnen wir mit den astrologischen Faktoren.

A

Wie feucht ist der Mond?

Wie Sie wahrscheinlich wissen, ist nach traditioneller astrologischer Auffassung jeder Planet einem oder zwei der zwölf Tierkreiszeichen zugeordnet. Er »herrscht« darüber, was bedeutet, daß er ähnliche Eigenschaften wie das Zeichen besitzt und dort auch besonders stark zur Wirkung kommt.

Mit diesem Wissen können wir die Planeten in die vier Felder einordnen. Der französische Astrologe Jean-Baptiste Morin hat im 17. Jahrhundert eine genaue Einteilung der Planeten auf Grund der prozentualen Zusammensetzung aus den zweimal zwei Grundelementen versucht. So genau wollen wir's nicht machen. Versuchen wir es mit ein bißchen Logik und ebensoviel Intuition.

Der Lebensplanet *Sonne* herrscht nur über das Feuerzeichen Löwe. Also ist er heiß und trocken. Er bekommt einen Platz links oben in unserem Diagramm. Der Wasserplanet *Mond* herrscht ebenfalls nur über ein Zeichen, das Wasserzeichen

Krebs. Also plazieren wir ihn genau gegenüber der Sonne, in die rechte untere Ecke des rechten unteren Quadranten.

Der Botschafter *Merkur* beherrscht das Luftzeichen Zwillinge und das Erdzeichen Jungfrau. Nehmen wir die Mitte zwischen diesen Elementen, dann kommen wir auch in die Mitte des Diagramms. Merkur ist eher luftig, darum erscheint er knapp links unterhalb des Neutralpunkts in der Mitte.

Die harmonisierende *Venus* herrscht über das Erdzeichen Stier und über das Luftzeichen Waage, aber im Gegensatz zu Merkur wirkt Venus eher erdig. Also setzen wir sie dem Merkur diagonal gegenüber, ebenfalls ziemlich in die Nähe des Neutralpunkts in der Mitte des Diagramms. Ihr Gegenspieler, der Kampfplanet *Mars*, herrscht über das Feuerzeichen Widder, und in früheren Zeiten beherrschte er auch das Wasserzeichen Skorpion. Er ist aber doch eher feurig, also in der Nähe der Sonne anzusiedeln.

Für den Expansionsplaneten *Jupiter* gilt ähnliches wie für Mars. Er herrscht über das Feuerzeichen Schütze und früher auch über das Wasserzeichen Fische. So stellen wir ihn in die Nähe des Neutralpunkts, auf Seiten des Elements »Feuer«.

Der Verhärtungsplanet *Saturn* herrscht über das Erdzeichen Steinbock und früher auch über das Luftzeichen Wassermann. Man sollte ihn aber eher als erdig einordnen, darum erscheint er ziemlich weit rechts oben im Erdquadranten.

Uranus, der Chaosplanet, herrscht über das Luftzeichen Wassermann, hat aber durch seine Nähe zum Blitz auch feurige Qualitäten. Also stellen wir ihn halbwegs zwischen Luft und Feuer.

Der auflösende *Neptun* beherrscht die »wäßrigen« Fische, ist aber leichter (luftiger) als der Mond, also stellen wir ihn halbwegs zwischen Wasser und Luft.

Das Quadrantenschema der Planeten

trocken (oxydiert)

heiß = sauer	F ♈ ♌ ♐ ☉ ♂ ♃	♑ ♉ ♍ E ♄ ♀	kalt = basisch
	☿ ♅ ♎ ♒ L ♊	♇ ♆ ☾ ♋ ♏ ♓ W	

feucht (reduziert)

☉ = Sonne
☾ = Mond
☿ = Merkur
♀ = Venus
♂ = Mars

♃ = Jupiter
♄ = Saturn
♅ = Uranus
♆ = Neptun
♇ = Pluto

♈ = Widder
♌ = Löwe
♐ = Schütze
♑ = Steinbock
♉ = Stier
♍ = Jungfrau

♎ = Waage
♒ = Wassermann
♊ = Zwillinge
♋ = Krebs
♏ = Skorpion
♓ = Fische

Der vulkanische *Pluto* herrscht über das Wasserzeichen Skorpion, hat aber, ähnlich Uranus, etwas Feuriges an sich. Darum plazieren wir ihn in die Nähe des Neutralpunkts im Wasserquadranten.

Das Quadrantenschema der Planeten sieht dann so aus:

Im *Feuerquadranten* finden wir Sonne, Mars und Jupiter; im *Erdquadranten* Saturn und Venus; im *Wasserquadranten* Mond und Neptun; im *Luftquadranten* Uranus und Merkur. Eine weitere Einteilung richtet sich danach, ob die Planeten nahe oder fern dem Neutralpunkt sind. Nahe dem Neutralpunkt finden wir Merkur, Venus, Jupiter und Pluto. Und wozu, werden Sie jetzt fragen, ist das Ganze gut? Das werden Sie im nächsten Kapitel erfahren!

B

Wie sauer ist die Milch?

Wasser ist der Grundstoff des Lebens. Wasser hat Eigenschaften, welche die Chemie untersucht und klassifiziert. *Ein* Einteilungskriterium ist beispielsweise, ob eine Flüssigkeit eher sauer oder eher basisch ist. Gemessen wird diese Eigenschaft durch den sogenannten *pH-Wert.* Ein pH-Wert von 7 bedeutet »Neutralität«. Kleinere pH-Werte deuten auf saure, größere auf basische (alkalische) Flüssigkeiten hin. Saure Stoffe enthalten viele Protonen (positiv geladene Wasserstoffionen), basischen Stoffen fehlen Protonen.

Eine andere, weniger anschauliche Eigenschaft ist der Oxydationsgrad einer Substanz, also ihr Gehalt an Sauerstoff. Er wird durch den *rH²-Wert* gemessen. Hohe rH²-Werte finden wir bei Stoffen, die einen Überschuß an Sauerstoff besitzen. Hier herrscht Elektronenmangel, denn Sauerstoff »frißt« Elektronen. Oxydierend wirken aber auch andere aggressive Stoffe wie Chlor oder positive Ionen. Jede Verbrennung ist eine Oxydation, also auch die Nahrungsverwertung im menschlichen Körper.

Niedere rH²-Werte finden wir bei Stoffen mit Sauerstoffmangel. Sie sind, wie man sagt, *reduziert* und geben Elektronen ab. Reduzierend wirken Wasserstoff sowie bestimmte Metalle wie Lithium, Natrium und Kalium. Ein wichtiger reduzierter Stoff im Körper ist der Blutfarbstoff Hämoglobin, der durch diese seine Eigenschaft Sauerstoff aufnehmen kann.

Eine Gruppe französischer Wissenschaftler, die sich »Bioelektroniker« nennen, hat nun die verschiedensten Stoffe nach diesen beiden Eigenschaften klassifiziert, als dritte Kategorie kommt bei ihnen noch der elektrische Widerstand hinzu, den wir hier aber ignorieren, weil die Sache sonst zu kompliziert wird. Mitarbeiter des Hydrologen Prof. LOUIS-CLAUDE VINCENT (Entdecker der Volvic-Quellen) haben Krankheitserreger, Heilmittel, Naturstoffe, Nahrungsmittel, Metalle und sogar die Stadien des Lebens untersucht und in ein Vier-Felder-Schema eingeordnet. Sie entdeckten überraschende Zusammenhänge zwischen Krankheit und Ernährung, wobei sie vor allem auf den alarmierenden Zustand unseres Trinkwassers (und auch der Mineralwässer) hinwiesen.

Nach ihren Erkenntnissen wirkt sich vor allem ein Übermaß an Oxydation, also an positiver Elektrizität, für den Menschen nachteilig aus. Positive Ionen machen krank, zuviel Sauerstoff zerstört das Gewebe. Ist dazu noch das Milieu basisch, dann degenerieren die Zellen, und es entsteht Krebs.

Doch die Vincent-Gruppe ging noch weiter. Anstatt in Zahlenbergen zu ertrinken und den Wald der Erkenntnis vor lauter Beobachtungsbäumen nicht mehr zu sehen, haben sie mit Hilfe einer ganzheitlichen Denkweise ihr Vier-Felder-Schema auf andere Bereiche des Lebens übertragen. Sie haben Geschmacksqualitäten, Farben, Jahreszeiten, Gegenden, menschliche Entwicklungsstufen und auch die vier antiken Elemente in ihr Schema einzuordnen versucht. Was dabei herauskam, ähnelt nicht nur in erstaunlicher Weise den Untersuchungsergebnissen des Körpertherapeuten WILHELM REICH, es stimmt auch mit dem Wissen der Astrologie überein.

Ich habe nun einige kleinere Zuordnungsfehler der Bioelektroniker korrigiert und ihr Schema auf die astrologischen Elemente-Quadranten übertragen. Dabei ergeben sich höchst interessante Klassifizierungen, die Sie den folgenden Tabellen entnehmen können. Doch zunächst zu den wichtigsten Zuordnungen. Beginnen wir mit den Grundpolaritäten warm–kalt und trocken–feucht.

Wasserstoff ist ein Hauptelement des Wassers, also kann der reduzierte Zustand der Qualität »feucht« zugeordnet werden. Umgekehrt ist Sauerstoff ein Hauptbestandteil der Minerale, und die sind im allgemeinen trocken.

Daß Säuren »heiß« sind, weil sie brennen, leuchtet ein. Das gilt allerdings auch für Laugen. Trotzdem empfinden wir Seifenlösungen (basische Substanzen) eher als angenehm weich und kühl. Deshalb die Zuordnung »sauer = warm/heiß«, »basisch = kalt«. Wir haben diese Zuordnungen bereits im ursprünglichen (astrologischen) Schema mit eingezeichnet.

Die Bioelektroniker haben nun auf Grund ihrer Untersuchungen festgestellt, daß die *Entwicklung des menschlichen Le-*

bens im linken unteren Quadranten (im Luftquadranten) beginnt und im Uhrzeigersinn verläuft. Im Luftquadranten finden wir das aktive Leben, die Zeugung, aber auch den gesunden Schlaf, der offenbar zum Leben dazugehört wie das Wachen und die Liebe. Im Feuerquadranten finden wir Kindheit, Jugend und die beste Zeit des Lebens. Im Erdquadranten beginnt der Verfall des Alters, und im Wasserquadranten finden wir den Tod und in seinem Gefolge Fäulnis und Zerfall.

Entsprechend sind die *Krankheiten* des Menschen verteilt, obwohl hier die Zuordnung nicht mehr so eindeutig und einleuchtend erfolgt. Aber jetzt können wir unser astrologisches Wissen anwenden und die Krankheitsquadranten mit den Planetenquadranten überlagern.

Beginnen wir wieder im *Luftquadranten.* Hier fanden die Bioelektroniker als einzige nennenswerte Erkrankung *Krämpfe* – und zwar genau in der Gegend, in die wir den Planeten Uranus plaziert haben. Und Uranus ist der Planet, der Krämpfe hervorruft! Diese eigenartige Übereinstimmung von zwei völlig unabhängigen Geistesdisziplinen – Astrologie und biologische Chemie – sollte uns zu denken geben. Und wir sollten darauf achten, ob es weitere Übereinstimmungen dieser Art gibt. Es gibt sie!

Im *Feuerquadranten* lokalisierte die Vincent-Gruppe *Kinderkrankheiten* und *Infektionskrankheiten* – typische Mars-Erkrankungen. Dieser Planet beherrscht auch den Quadranten.

Im *Erdquadranten* sind alle *Degenerationskrankheiten* beheimatet, allen voran Krebs und andere chronische (sich langsam entwickelnde und lange dauernde) Erkrankungen. Dort finden wir Saturn, den unerbittlichen, langsamen Zerstörer all dessen, was keinen Bestand hat.

Im *Wasserquadranten* schließlich finden wir schwere Infekte und *Seuchen*, in der Gegend des alles vergiftenden Neptun. Auch das Koma, ein typischer Mond-Neptun-Zustand (Reduktion des Menschen auf die »pflanzlichen« = vegetativen Funktionen), ist dort zu Hause; desgleichen eigenartigerweise auch die Karies, die langsame Zersetzung des Zahnschmelzes, während Parodontose, der Rückgang und Schwund des Zahnfleisches, in der Gegend von Saturn anzutreffen ist.

Nach Vincent liegt der Bereich des Gesunden nahe dem Neutralpunkt in der Mitte des Diagramms, etwas nach links in Richtung »sauer« verschoben. Und dort finden wir vier Planeten: die beiden »Glücksplaneten« Venus und Jupiter (harmonische Form und natürliches Wachstum), den neutralen Merkur (Informationsübertragung) und, etwas überraschend, den Unterweltsplaneten Pluto, der aber wesentlich zur Ausscheidung toter Stoffe (auch im seelisch-geistigen Bereich) beiträgt und damit lebenserhaltend wirkt.

Mit diesen Informationen, einem Horoskop und ein bißchen Kombinationsgabe können Sie nun den Gesundheitszustand eines Menschen von einer ganz neuen Warte aus beurteilen. Und im Falle einer Erkrankung können Sie auch das Gegenmittel, diesmal rein geometrisch, finden. Ist jemand an Saturn erkrankt, dann müssen Sie den Schwerpunkt seines Lebens in die Gegenrichtung verlagern, also in Richtung Merkur-Uranus (diagonal gegenüber). Aber auch Sonne-Mars oder Mond wären Gegenpole, wenn auch nicht so starke. Umgekehrt: Leidet jemand an einem Übermaß an Mars (zum Beispiel hohes Fieber, Entzündung), dann können Sie dies dadurch kompensieren, daß Sie seinen Schwerpunkt in Richtung Mond-Neptun verschieben. Krampfartige Zustände werden nach diesem Kompensationsverfahren durch Saturn, Zerfallserscheinungen durch Sonne-Mars geheilt.

Ganz so einfach ist es im wirklichen Leben natürlich nicht. Ohne Intuition, Erfahrung, Einfühlungsvermögen und die Kombination vieler Erkenntnisfaktoren können Sie niemals richtig diagnostizieren und heilen. Dennoch bietet uns dieses Quadrantenschema eine gute Handhabe für eine schnelle Klassifizierung von Erkrankungen der klassischen Art – und für das Auffinden von Heilmitteln! Denn die folgenden Quadrantenschemata zeigen auf, welche Stoffe, Verfahren, Gegenden oder Konzepte den Quadranten zugeordnet werden können. Und so können Sie auch Heilmittel auf allen Ebenen finden.

Im nächsten Kapitel werden wir den Luftquadranten und seinen Herrscher Uranus gesondert besprechen. Denn dieser Planet ist der Schlüssel zum Wassermannzeitalter, zu seinen Problemen und Heilungsmöglichkeiten.

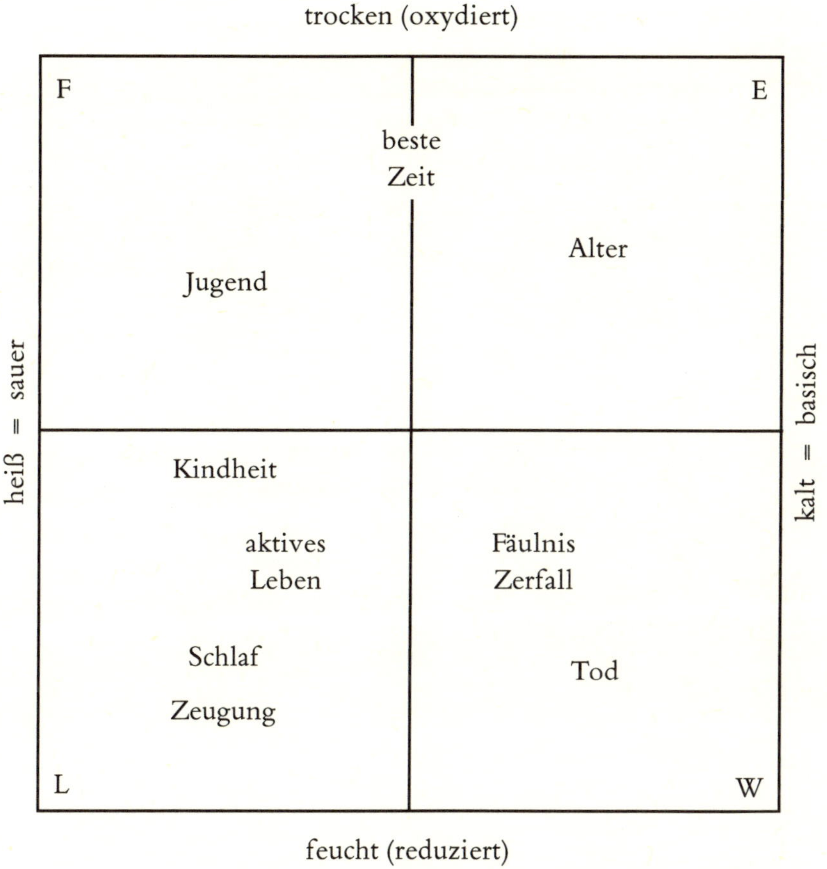

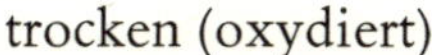

Bereiche des Lebens: Vom Luftquadranten (links unten) geht die Entwicklung im Uhrzeigersinn bis zum Tod im Wasser. Die beste Zeit liegt bei den Planeten Sonne, Mars und Jupiter, das Alter beim Saturn (wie es auch der traditionellen Auffassung entspricht). Der Bereich der Gesundheit liegt in der Mitte des Diagramms, um den Neutralpunkt.

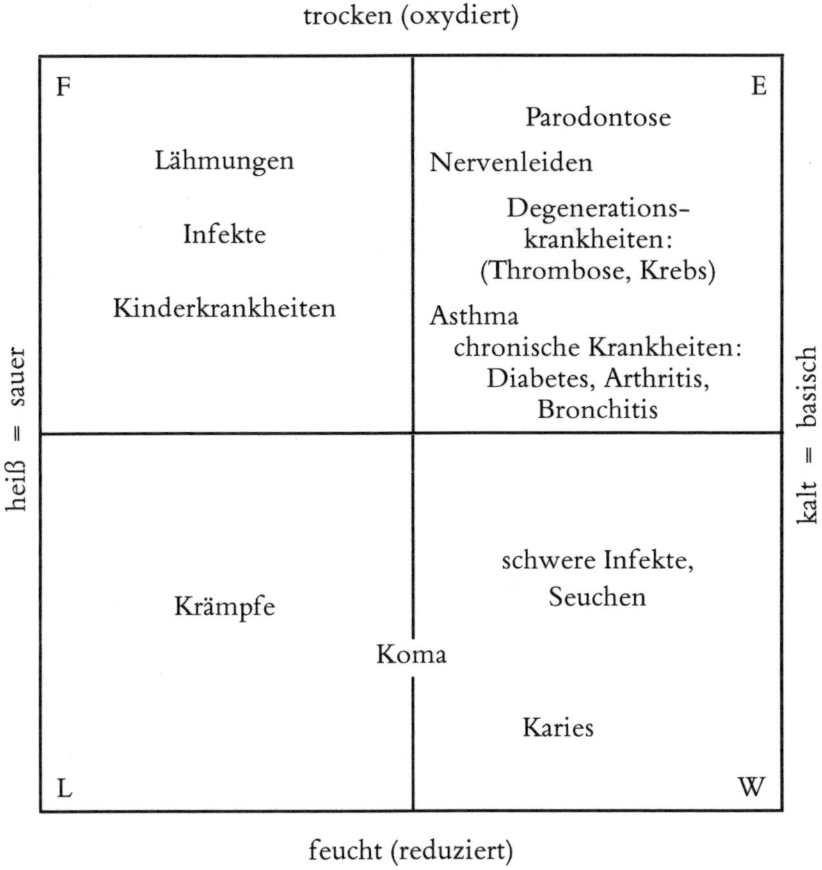

trocken (oxydiert)

heiß = sauer | kalt = basisch

F	E
Lähmungen Infekte Kinderkrankheiten	Parodontose Nervenleiden Degenerations-krankheiten: (Thrombose, Krebs) Asthma chronische Krankheiten: Diabetes, Arthritis, Bronchitis
Krämpfe	schwere Infekte, Seuchen Karies
L	W

Koma

feucht (reduziert)

Krankheiten: In der Nähe von Uranus finden wir Krämpfe, bei den Feuerplaneten die Infektionskrankheiten, bei Saturn die schweren, langfristigen, chronischen Erkrankungen, bei Neptun und Pluto Seuchen. Karies scheint eine Mond-Neptun-Erkrankung zu sein, Parodontose dagegen eine, die durch Saturn verursacht wird.

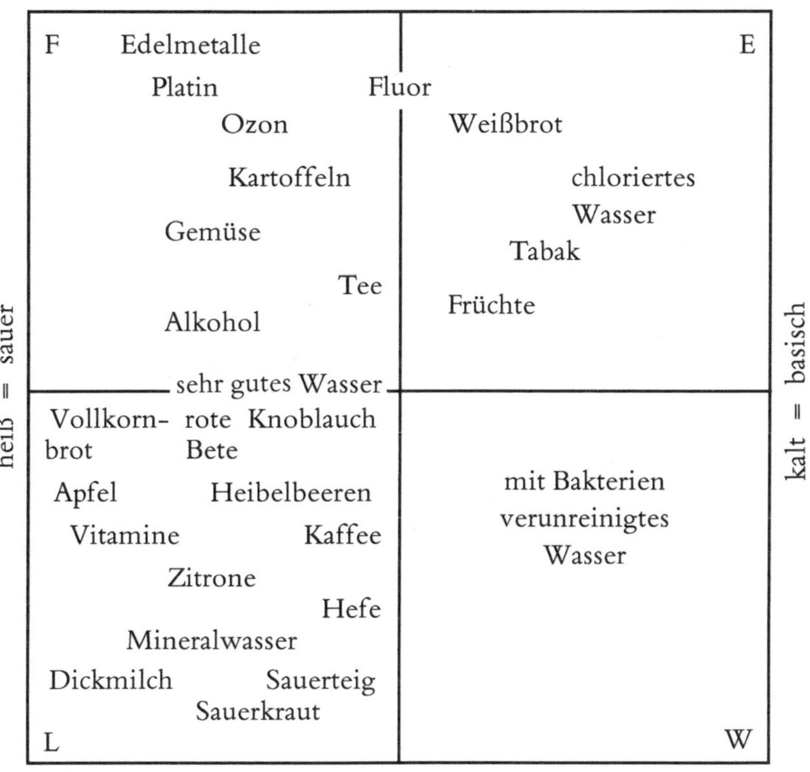

Nahrungsmittel, Wasser und anderes: Die »gesunden« Stoffe finden sich links unten im Luftquadranten und im Zentrum.

trocken (oxydiert)

heiß = sauer

F Denken (JUNG) Choleriker nervöse Konstitution Sycosis/Gonorrhoe (HAHNEMANN) (Überfunktion)	E Fühlen (JUNG) Melancholiker gallige Konstitution Psoriasis/Krätze (HAHNEMANN) (Unterfunktion)
Empfinden, Sinne (JUNG) Sanguiniker sanguinische Konstitution Gesundheit L	Intuition (JUNG) Phlegmatiker lymphatische Konstitution Syphilis (HAHNEMANN) (Entartung) W

kalt = basisch

feucht (reduziert)

Temperamente, Typen und Konstitutionen: die klassische Einteilung der Griechen ist vom Psychologen und Entdecker der Archetypen, C. G. JUNG, neu belebt worden. Auch in der medizinischen Literatur finden sich vier Typen. Bei S. CH. F. HAHNEMANN, dem Begründer der klassischen Homöopathie, sind es allerdings nur drei. Dem Luftquadranten wird wieder der Bereich der Gesundheit zugeordnet.

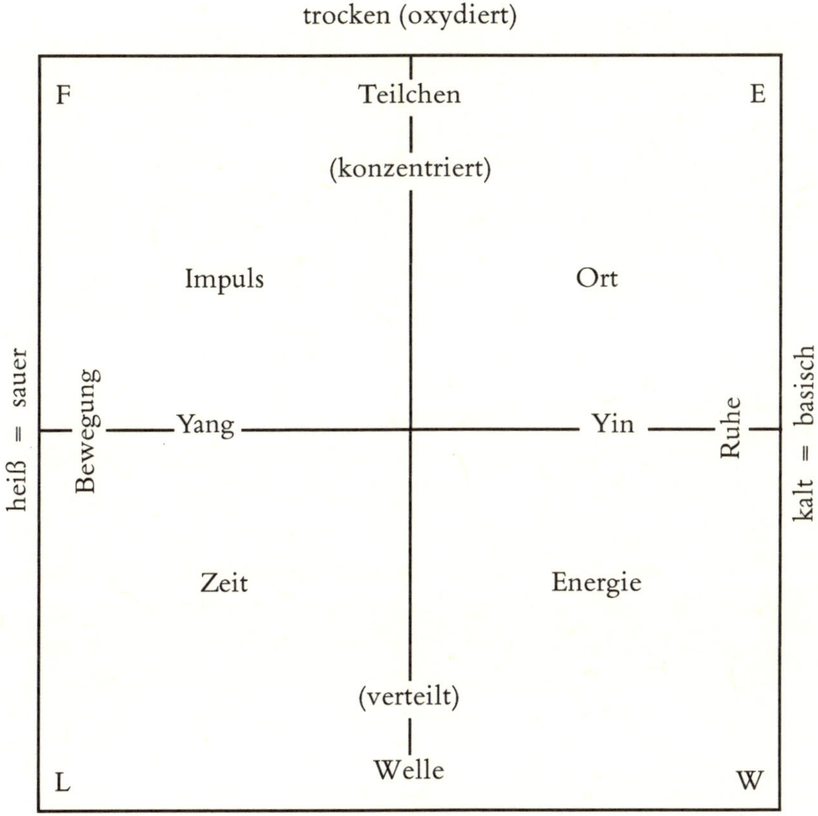

Quadranten der Physik: Selbst moderne quanten-physikalische Begriffe lassen sich zwanglos in das Vierfelderschema einordnen. So erhält man die Polaritäten Teilchen-Welle und die komplementären Größen Impuls-Ort sowie Zeit-Energie. Auch die uralten chinesischen Grundkräfte Yang und Yin passen dazu, als »heiße« und »kalte« Qualitäten.

11

Haben Sie meine Klapperschlange gesehen? oder Warum Exzentriker länger leben

Nur für Verrückte!
HERMANN HESSE:
Der Steppenwolf

Mein Bekannter Günther hat eine Vorliebe für Schlangen. Nicht für die kleinen, süßen, und auch von den giftigen hat er inzwischen Abstand genommen. Aber Anakondas, die Riesenschlangen vom Amazonas, haben es ihm angetan. Und so nahm er sich diese Wesen als Haustiere. Es war aber nicht *eine* Anakonda, die er sich hielt, und auch nicht deren drei. Zeitweilig beherbergte er sage und schreibe dreißig Exemplare dieser Riesentiere in seiner Wohnung! Tagsüber streichelte er sie, und nachts schlief er auf ihnen, damit sie nicht froren.

Wissenschaftler sagen Günther ein langes Leben voraus. Nicht etwa, weil er den Schlangen Lebensenergie abzapfte. Nein, es geht um sein Hobby, das ihn zum Exzentriker macht, zum Außenseiter der Gesellschaft, zum Spinner. Untersuchungen des britischen Psychologen DAVID WEEKS vom Königlichen Krankenhaus in Edinburgh, Schottland, haben nämlich ergeben, daß Menschen mit ungewöhnlichen Steckenpferden gesünder sind und länger leben.

Was »ungewöhnlich« ist, bestimmt natürlich auch der jeweilige kulturelle Kontext. Wenn man aber in England, der

Heimat spleeniger Typen, jemanden für einen Exzentriker hält, dann muß er, von unserem Standpunkt aus betrachtet, schon *sehr* exzentrisch sein. So wie der (nicht mehr ganz junge) Mann, der sich in den Wäldern herumtreibt, grüne Schuhe, einen Federhut sowie Pfeil und Bogen trägt. Wen der wohl zum Vorbild hat?

Weeks stellte durch historische Studien fest, daß Exzentriker gesünder sind als der Rest der Menschheit und auch wesentlich länger leben. Oft handelt es sich um Erfinder à la *Daniel Düsentrieb* (Sie lesen doch *Mickymaus*, oder?), immer sind sie kreativ, neugierig, humorvoll und glücklich. Und unter Streß leiden sie auch nicht.

Betrachten wir den Fall astrologisch, dann gibt es nur *einen* Planeten, der für ein solches Verhalten verantwortlich sein kann: der exzentrische *Uranus*. Uranus ist der Planet der Erfinder, und er liegt im Luftquadranten, in jener Gegend, in der sich die gesunden Prozesse des menschlichen Lebens abspielen. Somit laufen zwei voneinander unabhängige Forschungslinien in einem Punkt zusammen. Psychologen und Bioelektroniker kommen zur gleichen Erkenntnis. Und Herbert Fritsche hat das auch schon gewußt, denn er sagt in seinem Buch *Der große Holunderbaum* ausdrücklich:

Wir müssen uns mit Uranus verbinden!

Jetzt steigen wir also von den etablierten Wissenschaften auf die Astrologie um. Wenn Uranus so wichtig für die Gesundheit ist, dann können wir auch auf Grund unseres astrologischen Wissens weitere Eigenheiten, Lebensweisen oder Therapien ableiten, die mit diesem Planeten zu tun haben.

Zunächst: Uranus beherrscht das Zeichen des Wassermanns, und wie ich in meinem Buch über den Anbruch des Wassermannzeitalters dargelegt habe, werden die kommenden zweitausend Jahre sehr uranisch geprägt sein. Das Unerwartete wird zum Alltag, das Unvorhersehbare zur Routine werden. Niemand wird sich mehr um Richtlinien, Normen, Vorschriften und Beschränkungen kümmern. (Wer sich für die Folgen einer solchen Weltanschauung interessiert, sei auf das erwähnte Buch verwiesen.)

Jeder Mensch hat den Planeten Uranus im Horoskop. Wie er oder sie ihn ausleben kann, erkennt man aus der Stellung im Zeichen, aus den Aspekten und aus anderen Faktoren (je nach astrologischer Schule). Grundsätzlich jedoch bedeutet Uranus für jeden das gleiche.

Uranus ist *Befreiung*. Reitet man aber auf Uranus' Wellen, dann schwimmt man sich nicht *allmählich* frei. Vielmehr stürzt man plötzlich wie IKARUS vom Himmel – und lernt dabei, ohne Hilfsmittel zu fliegen. JESUS heilte uranisch, wenn er bei den Kranken intuitiv sofort erkannte, was ihnen fehlte (nämlich Lebensmut), und ihnen dies ziemlich direkt auf den Kopf zusagte und sie aufforderte: *»Wirf deine Krücken weg und geh!«*

Wir alle leben mit Krücken, nicht unbedingt mit sichtbaren. Es sind die Krücken unseres Verstandes, das schlechte Gewissen, das uns Eltern, Lehrer, Vorgesetzte, Ehepartner und Kinder eingeimpft haben und das wir hegen und pflegen wie die Geranien auf dem Balkon. Es sind die Sprüche, die uns ewig im Hinterkopf rotieren: Das kannst du nicht, das darfst du nicht, das sollst du nicht, das wirst du nie. Diese Krücken kann Uranus zerstören – und dann humpeln wir. Denn wir sind gar nicht gewöhnt, auch mal ohne Stützen zu gehen, uns ohne geistiges Korsett frei zu bewegen, den Augenblick als Augenblick zu genießen, aus dem Bauch heraus zu handeln und genau das zu tun, was im Moment das Richtige ist.

Wie kann man eine derartige Befreiung erreichen? Mit positivem Denken, mit Meditation oder der Suche nach innerer Ruhe allein ist da nicht viel zu machen. Im Gegenteil. Was wir brauchen, ist *Chaos*, sind »Katastrophen«, ist das Unerwartete, Anarchische, Explosive. Vergessen Sie alle indischen Heiligen, alle moralischen Säusler und religiösen Sprücheklopfer. Halten Sie sich lieber an JESUS, der da sagte:

»Ich bin gekommen, daß ich ein Feuer anzünde auf Erden; und wie sehr wünsche ich, daß es brenne.« (LUKAS 12,49)

Wie immer man »Feuer« interpretiert, ob wörtlich oder symbolisch, wir können das Feuer Jesu als geistiges Feuer auffassen, als eine Flamme, die alles Dunkle erleuchtet, als einen Blitz, der das Trübe klärt und die Welt in ihrer ganzen Häßlichkeit und Schönheit zeigt.

Uranus ist *geistige Klarheit.* Immer dann, wenn Ihnen jemand sagt, das könne man in Worten nicht ausdrücken, dafür sei die Menschheit (oder Sie) noch nicht reif, das müsse esoterisches Geheimnis bleiben oder sei nur durch eine reine Seele erfaßbar – *dann* sollten Sie sofort mißtrauisch werden. »Die Wahrheit wird euch freimachen«, heißt es an anderer Stelle in der Bibel, und sie wird auch dann – *gerade* dann – befreien, wenn sie schmerzt.

Uranus ist *Witz*, Schlagfertigkeit, Überraschung. Es ist nicht der wohlwollend-gutmütige Humor eines Jupiter, auch nicht der zynisch-schwarze eines Saturn. Uranus ist der Zauberkünstler, der unerwartet ein Kaninchen aus seinem Ärmel schüttelt, es in eine Taube verwandelt und dann in die Luft wirft, wo es – sie – ebenso plötzlich verschwindet, wie es aufgetaucht war. In den Büchern des Wassermann-geborenen (und damit Uranus-beherrschten) englischen Mathematikers, Logikers und Kleine-Mädchen-Liebhabers LEWIS CARROLL finden Sie auf beinahe jeder Seite solche Überraschungen. Alle Gespräche, die die kleine Alice führt, verlaufen ganz anders als erwartet. Sie sind immer streng logisch, und doch führt der Weg nach kurzer Zeit ins Absurde. Der Schwabberlock ist ein grausiges Ungeheuer mit Weste und Taschenuhr, und die Landkarte, die auf der Jagd nach dem Schnark der Mannschaft helfen soll, enthält absolute Leere – was von der Mannschaft mit Hurra begrüßt wird. Das ist Uranus. Fragen Sie nie nach Logik!

Uranus ist *Spontaneität*. Verlassen Sie sich auf Ihre plötzlichen Einfälle! Das heißt nicht, daß Sie alles gleich realisieren müssen. Die anderen sind auch noch da, und ein bißchen Rücksicht muß man schon auf sie nehmen. Aber schockieren Sie die Umwelt ruhig ein wenig. Bringen Sie sie im Rahmen Ihrer Fähigkeiten und Möglichkeiten aus dem Gleichgewicht. Den anderen wird es guttun (Ihnen auch). WILHELM REICH machte daraus eine sehr erfolgreiche Therapie.

Uranus ist der *kosmische Wirbel*, der alle Programme durcheinanderbringt und damit den Weg zum wahren Selbst eröffnet. Er ist der Wirbelstrom, der magnetisierte Uhren entmagnetisiert (und damit wieder zum Laufen bringt), der Stich in den neuralgischen Punkt, der den blockierten Energiestrom wieder zum Fließen bringt, – ist der Impuls des Chaos, der das Schöpferische freisetzt und Leben wieder ermöglicht.

Uranus ist *Rhythmus*. Bevor ich von den Untersuchungen der Psychologen und der Bioelektroniker wußte, riet ich fast allen, die sich von mir beraten ließen, sie sollten tanzen gehen. Jetzt, da ich um die wissenschaftliche Grundlage meines Rates weiß, bin ich noch sicherer, daß damit den Menschen geholfen wird. Welche Art von Tanz Sie bevorzugen, hängt von vielen Faktoren ab. Beim Tanzen sind auch andere Planeten beteiligt: Sonne für Körper und Zurschaustellung der eigenen Persönlichkeit (Schautanz); Mond für Gefühle und Einbindung in die Natur (Frauentänze bei Hochzeiten oder Erntedankfesten); Merkur für Kontakte und geistige Durchdringung (stilisierte Tänze); Venus für Schönheit und Harmonie (Walzer); Mars für Aggressivität und Erotik (Kriegstänze, argentinischer Tango); Jupiter für Freude, Gemeinschaft und Wohlleben (Folkloretänze); Saturn für Strenge und Disziplin (klassisches Ballett); Neptun für Meditatives und Mystisches (meditative Tänze); Pluto für Archaisch-Dionysisches (Tänze im Mondschein und bei schwarzen Messen).

Typische Uranustänze wären Steptanz, Break-Dance, Electric Boogie, wären Robotertänze und das Nachtleben in der Disko. Doch egal, wofür Sie sich entscheiden, Tanz ist eines der wichtigsten Heilmittel unserer Zeit (und nicht nur unserer). »Der Heiler«, sagt KEITH SHERWOOD in seinem Buch über *Die Kunst des spirituellen Heilens*, »nimmt teil an einem göttlichen Tanz ... einem Tanz des Lebens.«

Und wenn es Ihnen Spaß macht, können Sie auch die Trommeln schlagen. Einer der erfolgreichsten und eigenwilligsten Physiker unserer Zeit, der Nobelpreisträger RICHARD FEYNMAN, war auch Schlagzeuger in einer Band. In einem seiner Bücher findet man ein Bild von ihm, wie er hemdsärmelig die Trommeln schlägt. Die nach ihm benannten Diagramme haben mehr als alles andere in diesem Jahrhundert zum Verständnis der hochabstrakten Quantenphysik beigetragen. Und gerade Feynman hat immer wieder betont, wie wichtig es ist, mathematische Formeln verständlich zu machen, Physik nicht als Hochburg esoterischer Wissenschaftler zu betrachten, sondern als Denkschule für jedermann, die zudem auch noch Spaß macht.

Zum Schluß möchte ich noch einen Planeten würdigen, der meist – weil harmlos – nur kurz abgehandelt wird, aber dennoch ungemein wichtig ist. Der Götterbote *Merkur* liegt ebenfalls im Luftquadranten und kann entscheidend zur Gesundung beitragen. Er ist mit dem Uranus verwandt, der manchmal als »höhere Oktave« des Merkur bezeichnet wird. Beide Planeten sind geistig und neutral. Sie haben mit Erkenntnis (Uranus) und deren Vermittlung (Merkur) zu tun. Merkur knüpft Kontakte. Er will nicht erobern wie Mars, nicht genießen wie Venus, nicht die eigene Person in den Vordergrund rücken wie Sonne oder den anderen mütterlich umschließen wie Mond. Er (eigentlich ein Er/Sie, ein Hermaphrodit) öffnet nur Kanäle. Aber Isolation ist für viele Menschen auch ein wesentlicher Krankheitsfaktor. Und ich meine nicht nur diejenigen, die sich einschließen, depressiv werden, niemanden sehen können und mit Suchtmitteln einen Schuß Lebensfreude erzwingen wollen. Ich meine auch die vielen, die ständig Kontakt mit anderen haben, aber dennoch nicht sagen, was sie denken, was sie innerlich bewegt, was ihnen wichtig wäre – oder was ausgesprochen gehört.

Als Physiker finde ich immer wieder Analogien zwischen der uralten Astrologie und der modernen Physik. Und die Quantenphysik beschreibt Kräfte (also das, was die Welt im Innersten zusammenhält) also *Austausch von Teilchen.* Die Grundlage unserer Wirklichkeit ist danach Merkur, der große Vermittler. Durch ihn entstehen erst jene Kräfte, welche die Welt in Bewegung bringen, die Anziehung (Venus) ebenso wie die Abstoßung (Mars), die Elektrizität (Sonne) ebenso wie der Magnetismus (Mond), die Schwerkraft (Saturn) ebenso wie die Kraft der Ausdehnung (Jupiter). Merkur ist überall, ein Katalysator, ohne den nichts läuft. Je weniger

Merkur, desto geringer auch die Anziehungskraft. Denn nur durch den Austausch von Teilchen, von Informationen, von Gedanken und Gefühlen hält unsere Gesellschaft zusammen, können der einzelne und seine Gemeinschaft gesunden.

Noch eine eigenartige Analogie: Im Lebensbaum der *Kabbala* gibt es zehn Wege, die den zehn derzeit bekannten Planeten zugeordnet werden können. Die beiden obersten Wege, die dem Göttlichen Prinzip am nächsten sind, werden nach dieser Einteilung von Merkur und Uranus besetzt. Ein seltsamer Zufall ...

Wir verlassen nun für eine Weile die Planeten und wenden uns in den folgenden Kapiteln den Tierkreiszeichen zu. Auch dabei werden wir zu verblüffenden Erkenntnissen gelangen (was im Uranuszeitalter keine Überraschung sein sollte!).

12

Vorsicht, Glastür!
oder
Warum Widder sich so oft den Kopf anschlagen

Selbst in der Verwundung liegt noch Heilkraft.

FRIEDRICH NIETZSCHE: *Götzendämmerung*

Immer wieder passiert es mir, und neulich war's ganz schlimm. Ich ging, nein, schritt, gesetzten Ganges durch den Tanzsaal. Plötzlich gab es einen Knall, und jemand schlug mich auf Stirn und Nase. Was war denn jetzt wieder los? Alle Leuten sahen mich an und begannen zu lachen. Ich war gegen eine Glastür gerannt, nein, geschritten, hatte sie übersehen und mir wieder mal den Kopf angeschlagen. Mit dem Kopf durch die Wand ... ein typisches Widderschicksal ...

Wir haben die Tierkreiszeichen bereits kurz charakterisiert. Nun wollen wir uns dem Zwölferkreis nochmals zuwenden, diesmal unter medizinischen Aspekten. Jedem Zeichen sind Körperbereiche und -funktionen zugeordnet. Die Bereiche und Systeme sind für das betreffende Zeichen besonders wichtig, werden dadurch überbeansprucht und eher krank. Für jedes Zeichen gibt es spezielle Heilmittel und Therapien. Wir werden sie hier nur kurz besprechen. Wer mehr darüber wissen will, sei auf mein Buch »*Astromedizin*« verwiesen. Die erwähnten Heilmittel sind Konstitutionsmittel für den Körper (SCHÜSSLERsalz) bzw. für die Seele (BACHmittel, flüssige Blütenextrakte, die unter dem englischen Namen der jeweiligen Pflanze bekannt sind). Das bedeutet, daß man sie über längere Zeit gefahrlos – auch gleichzeitig mit anderen Mitteln – einnehmen kann.

Beginnen wir nun unsere Reise durch den Tierkreis!

Dem Zeichen *Widder* untersteht im Körper der Kopf mit den Augen, dem Unterkiefer und den Zähnen, das Gehirn als (motorisches, also Körperbewegungen verursachendes) Aktivierungsorgan und der Gleichgewichtssinn. Widdersysteme sind die aktivierenden (motorischen, efferenten, das heißt von Gehirn oder Rückenmark zu den Muskeln laufenden) Nerven und Drüsen (zum Beispiel das Mark der Nebenniere mit seinem Hormon Adrenalin) sowie die quergestreiften (willentlich beeinflußbaren) Muskeln. Widder neigen zu Unfällen (besonders am Kopf), Sonnenstich, Schwindel, zu schlechten Zähnen und hohem Fieber. Sie sollten gelegentlich abschalten, sich entspannen und das Leben genießen. Typische Widdertherapien sind Kampfsportarten, Gymnastik, Tanz, Reichsche Orgon-Therapie (hat mit Sexualität zu tun), Skifahren und Motorradfahrten ins Grüne oder Blaue. – SCHÜSSLERsalz: Kalium phosphoricum (Nervenenergie); BACHmittel: *Impatiens* (Springkraut, Impatiens glandulifera: Ungeduld, Gereiztheit, Überreaktion).

Dem Zeichen *Stier* untersteht der Hals-Rachen-Bereich mit dem Kehlkopf, den Mandeln und der eustachischen Röhre; ferner Ohren, Nase, Zunge, Lippen, der Nacken und die Stirnhöhlen. Das Stier-System ist der Stoffwechsel, also die Verarbeitung der Nahrung, woran nicht nur die Verdauungsorgane beteiligt sind, sondern auch – vor allem – die im Stierbereich liegende Schilddrüse. Stiere neigen zu langdauernden Erkrankungen (weil sie nichts loslassen) besonders im Rachenbereich sowie zu Übergewicht und übermäßiger

Strapazierung ihres Willens. Sie sollten gelegentlich loslassen, ab und zu fasten und etwas Neues beginnen. Typische Stiertherapien sind Fasten, Massage, Anwendung von Heilerde (äußerlich und innerlich), Gartenarbeit, schöne Musik und Aufenthalt in der Natur. – SCHÜSSLERsalz: Natrium sulfuricum (Reinigung des Wassers); BACHmittel: *Gentian* (Herbstenzian, Gentiana amarella: Zweifler, Skeptiker, Pessimist).

Dem Zeichen *Zwillinge* unterstehen die Arme und Hände, die Lungen, Schultern und Nerven. Die Zwillingssysteme sind das Zentralnervensystem, die verzweigten Luftkanäle (Bronchien) in den Lungen sowie das Immunsystem mit der im Zwillingsbereich liegenden Thymusdrüse (Erkennung von Fremdstoffen und Produktion der richtigen Antikörper). Zwillinge neigen zu Lungenleiden (weil sie zuviel rauchen), zu nervösen Störungen und zu Rippen- und Brustfellentzündungen. Sie sollten sich gelegentlich zurückziehen, ihre Gefühle pflegen und viel frische Luft genießen. Typische Zwillingstherapien sind Gesprächstherapie, Atemtherapie, neurolinguistisches Programmieren (NLP), Entspannungstechniken und Reiztherapien wie Akupunktur und Homöopathie. – SCHÜSSLERsalz: Kalium chloratum (Nervenstärkung); BACHmittel: *Cerato* (Bleiwurz, Ceratostigma Willmottiana: kein Vertrauen in die eigene Meinung).

Dem Zeichen *Krebs* unterstehen der Magen, bei den Frauen die Brust mit den Milchdrüsen sowie die Gebärmutter, die Speicheldrüsen, ferner alle Umhüllungen wie Hirnhaut, Augenhaut, Herzbeutel (Pericardium) und Nervenscheiden. Das Krebssystem ist die Nahrungsaufbereitung im Magen. Krebse neigen zu (seelisch bedingten) Magenleiden, zur Überbeschäftigung mit der Vergangenheit, zu Depressionen und Hypochondrie (Krankheitswahn, »eingebildetes

Kranksein«). Sie sollten optimistisch sein, den Blick in die Zukunft richten, die Dinge leichtnehmen, die Vergangenheit vergessen und viel Neues kennenlernen. Typische Krebstherapien sind katathymes Bilderleben (»Tagtraumtechnik«, H. LEUNER), Reinkarnationstherapie, Vergangenheitsbewältigung durch Rückerinnern sowie Flüssigkeiten (Wasserkuren, Kräutertees). – SCHÜSSLERsalz: Calcium fluoratum (Stütze); BACHmittel: *Clematis* (weiße Waldrebe, Clematis vitalba: gedankenversunken, in anderen Welten zu Hause).

Dem Zeichen *Löwe* unterstehen das Herz, die Milz, die Wirbelsäule, die den aufrechten Gang ermöglicht, und namentlich das Kreuz sowie die Arterien. Sein System ist der Blutkreislauf. Löwen neigen zu Herz- und Kreislauferkrankungen, Rückenschmerzen in der Kreuzgegend (weil sie immer so aufrecht gehen müssen), zu eingefahrenen Gewohnheiten und übermäßiger Pflichterfüllung. Sie sollten sich öfter mal entspannen, lange Spaziergänge machen und sich selbst nicht immer so wichtig nehmen. Typische Löwetherapien sind Bioenergetik (M. FELDENKRAIS, R. ALEXANDER und so weiter), Psychodrama, Tanztherapie, Sonnenbäder und der Aufenthalt im Mittelgebirge. – SCHÜSSLERsalz: Magnesium phosphoricum (Muskelenergie); BACHmittel: *Vervain* (Eisenkraut, Verbena officinalis: Raubbau an den eigenen Kräften).

Dem Zeichen *Jungfrau* unterstehen Dünndarm, Bauchspeicheldrüse und andere Organe, die Verdauungsfermente liefern (Leber, Galle). Ihr System ist das der Nahrungsverwertung (Entzug von Nährstoffen durch die Darmzotten). Jungfrauen neigen zu (meist nervös bedingten) Verdauungsstörungen im Darmbereich (Durchfall, Verstopfung, Infektionskrankheiten). Sie sollten sorgfältig auf ihre Nahrung achten, nicht zu viel arbeiten, ihrem Leben einen übergeordneten Sinn geben und viel lachen. Typische Jungfrautherapien sind Naturkostdiät, Heilpflanzen und Kräuter, Arbeitstherapie sowie körperliche und geistige Hygiene (zum Beispiel durch Fasten beziehungsweise Meditation). – SCHÜSSLERsalz: Kalium sulfuricum (Nervenreinigung); BACHmittel: *Centaury* (Tausendgüldenkraut, Centaurium umbellatum: für andere da sein, kann nicht »nein« sagen).

Dem Zeichen *Waage* unterstehen die Nieren sowie die Rinde der Nebennieren, die Blase und die Lendengegend. Waage-Systeme gleichen aus und regulieren: pH-Wert des Blutes (über die Nieren), Temperatur (über die Wärmeregulationszentren im Gehirn). Waagen neigen zu Nierenbekken- und Blasenentzündungen und zu Nierensteinen. Sie sollten sich körperlich bewegen und für Einzelpersonen einsetzen, sich dabei aber nicht verzetteln. Typische Waage-Therapien sind Musik- und Tanztherapie, BACHblüten, Aromatherapie sowie Gesprächs- und Gruppentherapie. – SCHÜSSLERsalz: Natrium phosphoricum (Energie des reinigenden Wassers); BACHmittel: *Scleranthus* (Einjähriger Knäuel, Scleranthus annuus: unschlüssig und sprunghaft).

Dem Zeichen *Skorpion* unterstehen Dickdarm und Mastdarm sowie die Ausscheidungs- und die Geschlechtsorgane, also auch die Keimdrüsen. Skorpionsysteme erzeugen neues Leben und eliminieren das Tote, Abgestorbene. Skorpione leiden an Krankheiten der Ausscheidungs- und Geschlechtsorgane sowie an den Folgen eines exzessiven Lebensstils (z. B. durch Überarbeitung). Sie sollten offen und leicht durchs Leben gehen, den anderen nicht zuviel nachtragen und sich öfter mal entspannen. Typische Skorpiontherapien gehen in die Tiefe und sind schmerzhaft: Operationen, Rebirthing, Urschrei, Hypnose, »Dunkelhaft« im Samadhi-

Tank. – SCHÜSSLERsalz: Calcium sulfuricum (Reinigung fester Substanzen); BACHmittel: *Chicory* (Wegwarte, Cichorium intybus: mischt sich zu stark ein, erwartet zuviel).

Dem Zeichen *Schütze* unterstehen Hüftgelenk und Oberschenkel, ferner die Ausatmung und die Entfernungsanpassung der Augen. Das Schützesystem ist das Fortbewegungssystem des Menschen. Schützen leiden an durch Leichtsinn herbeigeführten Sportunfällen, an Hüftgelenksverletzungen und gelegentlich an Gicht. Sie sollten ihre (an sich positive) Unbekümmertheit gelegentlich zügeln, sonst aber weiterhin optimistisch bleiben. Typische Schützetherapien haben mit Sport zu tun (Reiten, Fechten, Tennis, Schwimmen, Fliegen), steigern Frohsinn und Weitblick und fördern eine offene Religiosität. – SCHÜSSLERsalz: Silicea (Festigung); BACHmittel: *Agrimony* (Odermennig, Agrimonia eupatoria: äußerlich fröhlich und sorglos).

Dem Zeichen *Steinbock* unterstehen Knochen und Gelenke, im besonderen Knie und Schienbein, die Nebenschilddrüse, die Talgdrüsen sowie Zähne, Fingernägel und Hornhäute. Das Steinbocksystem ist das Skelett als tragende Stütze des Menschen. Steinböcke leiden an Rheuma, Verhärtungen, Gelenkversteifungen, Knieschäden, an langsamer innerer Vergiftung und Austrocknung. Sie sollten viel Wasser trinken, die Wärme und Feuchtigkeit der Natur genießen und sich nicht zu sehr um gesellschaftliche Regeln kümmern. Typische Steinbocktherapien sind Diäten, die sich auf einheimische Produkte (besonders auf Wurzeln und Knollen) stützen, Fasten, Bergsteigen und die Förderung des Lebenswillens. – SCHÜSSLERsalz: Calcium phosporicum (Energie für das Feste im Körper); BACHmittel: *Mimulus* (Gauklerblume, Mimulus guttatus: Angst vor der Welt).

Dem Zeichen *Wassermann* unterstehen die Unterschenkel

und deren Adern, die Waden, die Fußknöchel und das Rükkenmark (als Nervenbahn) sowie die Aura (das elektrische Feld) des Menschen. Als System gehört zu ihm die Sauerstoffverwertung in den Kapillargefäßen, das Venensystem und das vegetative (unbewußte) Nervensystem. Wassermänner leiden an Krampfadern, verstauchten Fußgelenken, an Krampfzuständen und elektrischen Spannungen (zum Beispiel bei Wetterwechsel). Sie sollten ihren Geist nicht überstrapazieren und die Welt auch mal vom Standpunkt der Gefühle und Sinneseindrücke aus erleben. Typische Wassermanntherapien benutzen Strahlen und Kraftfelder: Magnetfeldtherapie, Elektroakupunktur, Handauflegen, Bürsten und Reflexzonenmassage. – SCHÜSSLERsalz: Natrium muriaticum (Wasserausgleich); BACHmittel: *Water Violet* (Sumpfwasserfeder, Hottonia palustris: überlegen, zurückhaltend, isoliert).

Dem Zeichen *Fische* unterstehen die Füße und die Flüssigkeitstransportsysteme des Körpers (besonders für Blut und Lymphe). Fische leiden an Suchtkrankheiten (besonders Alkoholismus), an Fußleiden, Erkältungskrankheiten und allgemeiner Passivität. Sie sollten sich mehr bewegen (vor allem körperlich), einen festen Standpunkt im Leben beziehen und sich nicht in Selbstmitleid oder Weingeist flüchten. Typische Fischetherapien sind Lymphdrainage, Fußreflexzonenmassage, Aufenthalte am Meer, Schwimmen, Bilderleben, Meditationen, Sensibilitätsübungen und die Förderung außersinnlicher Wahrnehmung. – SCHÜSSLERsalz: Ferrum phosphoricum (Energie für das Blut); BACHmittel: *Rock Rose* (Sonnenröschen, Helianthemum nummularium: ängstlich).

Wie man die typischen Therapien der Tierkreiszeichen sinnvoll anwendet, werde ich im nächsten Kapitel im Rahmen der Besprechung des Stern-Verfahrens darstellen. Hier möchte ich nur noch auf einen der vielen Zusammenhänge zwischen den Tierkreiszeichen und ihren Funktionen hinweisen.

Liegen zwei Zeichen im Tierkreis einander gegenüber, so spricht man von *Oppositionszeichen*. Sie haben einiges gemeinsam, nicht nur im Charakter, auch in ihren biologisch-medizinischen Funktionen. So ergeben sich die folgenden Übereinstimmungen:

Widder-Waage: Beide Zeichen sind aktiv und ergänzen sich insoweit, als die nach Gleichgewicht strebende Waage wieder ins Lot bringt, was der stürmische Widder durch seine Einseitigkeit verursacht hat. Bringt Widder den Ionenhaushalt des Blutes durch seine energischen Aktionen durcheinander, gleicht ihn die Niere durch vorsichtige Anpassung des pH-Wertes wieder aus. Im Widderbereich Kopf gibt es mehrere Waage-Organe, so die Wärmeregulationszentren im Hypothalamus und das Labyrinth (Gleichgewichtsorgan) im Innenohr. Im Waagebereich (Nierengegend) finden wir ein Widder-Organ, nämlich das Mark der Nebenniere, welches das Aktivierungshormon Adrenalin erzeugt.

Stier-Skorpion: Beide Zeichen haben mit der Aufrechterhaltung des Lebens zu tun. Stier nimmt frische Nahrung auf, Skorpion scheidet tote Abfallprodukte aus. Der Zeugung neuen Lebens (Skorpion) geht das Liebesspiel voraus, das durch die Sinnesorgane (Stier), durch ästhetische und erotische Signale eingeleitet wird, wobei besonders die Sexualduftstoffe (Pheromone) eine große Rolle spielen. Dabei sind die Stier-Organe Nase, Lippen und auch Kehle (Stimme und Gesang) beteiligt.

Zwillinge-Schütze: Beide Zeichen dienen der Kontaktaufnahme, der Schütze durch Herangehen (oder -laufen) mittels

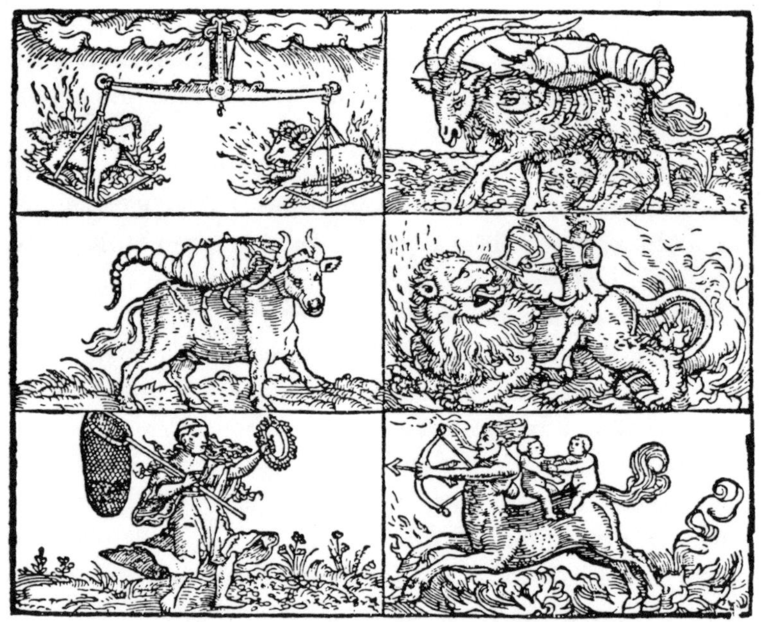

Die Oppositionszeichen in einer alten Darstellung
Oben: Widder-Waage und Krebs-Steinbock;
Mitte: Stier-Skorpion und Löwe-Wassermann;
Unten: Jungfrau-Fische und Zwillinge-Schütze.

des Bewegungsapparates, der Zwilling durch Händeschütteln, Verbeugen oder andere Begrüßungszeremonien mit Hilfe typischer Zwillings-Organe (Hände, Lunge). Beide Zeichen sind aber auch zum Abbruch eines unliebsamen oder gefährlichen Kontakts fähig: Der Zwilling kämpft mit seinen Armen, der Schütze gibt Fersengeld.

Krebs-Steinbock: Beide Zeichen schützen und stützen den Körper bzw. einzelne Organe, der Krebs von außen durch Umhüllen und Ernähren (Hirnhaut, Gebärmutter), der Steinbock von innen durch das Knochengerüst, an dem die Muskeln ansetzen. Beide Zeichen haben auch mit Milch zu tun: Das Krebs-Organ Milchdrüse produziert jene Flüssigkeit, die das Steinbock-Organ Knochen zu seinem Aufbau benötigt (und zwar die Mineralien Kalzium und Phosphor).

Löwe-Wassermann: Beide Zeichen haben mit Verwaltung zu tun, wobei Löwe zentral über Herz und Arteriensystem den Kreislauf steuert, Wassermann dagegen dezentral (verteilt) für alle weit vom Zentrum liegenden Systeme zuständig ist, nämlich für die Venen und die peripheren (außerhalb des zentralen Nervensystems gelegenen) Nerven. Wo die Macht des einen endet, übernimmt der andere.

Jungfrau-Fische: Jungfrau holt mit ihrer analytischen Begabung die kleinsten Teile aus dem Nahrungsbrei, die der Körper verwerten kann, während das Wasserzeichen Fische diese Stoffe über die Blutbahnen unterschiedslos im ganzen Körper verteilt, in der (berechtigten) Erwartung, daß sich jedes Organ das herausholt, was es eben benötigt.

13

Ein Stern für die Sterne
oder
Wie man Krankheiten geometrisch heilt

Zur Diagnose der Gesundheiten bedarf es der Liebe. »Krankheiten« gibt es nur im Sprachgebrauch, in der Wirklichkeit gibt es nur Kranke.

HERBERT FRITSCHE:
Die unbekannten Gesundheiten

»Alles ist Geometrie.« Was den Mathematikern, Physikern und Philosophen der griechischen Antike zum Lebensinhalt wurde, erblüht heute, im Zeitalter expandierender Universen und Schwarzer Löcher, zu neuem Leben. Theoretische Physiker suchen nach der »Weltformel«, die alle Erscheinungen der Wirklichkeit mit ein paar mathematischen Begriffen beschreiben soll. Und sie wenden dabei Prinzipien an, die eher in den Bereich der Kunst oder der Mode zu gehören scheinen: Einfachheit und Symmetrie sind gefragt, Ästhetik und Eleganz gefordert.

Mit einigen ganz einfachen geometrischen Mustern werden wir nun darangehen, Heilmittel für Krankheiten unserer Zeit zu finden. Natürlich hat HERBERT FRITSCHE recht; es gibt keine Krankheiten. Aber es gibt symptomatische Zustände, die wir am besten mit dem Begriff »Krankheit« identifizieren können. Die Mediziner sagen manchmal auch »Syndrom«; damit ist eine – rein begriffliche, sprachliche, also willkürliche – Zusammenfassung von Krankheitssymptomen gemeint, die offenbar eine Einheit bilden. Ob wir diese Zusammenballung von Eigenschaften nun mit dem Vokabular der Medizin oder mit dem der Astrologie erfassen, ist letztendlich gleichgültig. Uns geht es um die Praxis, um konkrete Maßnahmen und Gegenmaßnahmen.

Doch wir werden sehen, daß der Begriffsapparat der Astrologie – hier die Tierkreiszeichen – und der der klassischen Medizin – hier die Krankheiten – sich einigermaßen zur Deckung bringen lassen. Aber auch hier geht es wieder um eine Schulung des Denkens, nicht um mechanische Gegenüberstellungen oder Gleichsetzungen. Sie sollen lernen, die Dinge der Welt übergreifend und geometrisch zu sehen. Und diesmal versuchen wir's nicht mit zehn Wirkungsprinzipien (wie bei den Planeten), sondern mit zwölf Eigenschaftskomplexen (den Tierkreiszeichen).

Ich möchte Ihnen das an Hand eines Beispiels zeigen. Eine der großen Krankheiten unserer Zeit ist, trotz anderweitiger Modeströmungen, immer noch *Krebs.* Jahrzehnte intensiver Forschung in aller Welt haben uns nicht sehr viel weitergebracht, und das ist nicht *meine* Meinung, sondern diejenige der Fachleute. Inzwischen kommen auch die klassischen Mediziner langsam dahinter, daß es nicht genügt, Krebszellen und betroffene Organe herauszuschneiden oder auf eine andere Art zu vernichten. Da sie Bestandteil des Menschen sind, vernichtet man dabei auch den Menschen.

Über die Krankheit Krebs gibt es allgemein verbreitete Mythen, und die lauten etwa so:

Krebszellen sind »Asoziale«. Sie machen sich eines Tages selbständig, weil sie sich nicht mehr in den Zellverband eingliedern wollen. In ihrem anarchischen Bestreben nach individueller Freiheit zerstören sie rücksichtslos das »gute« Gewebe im Körper, breiten sich hemmungslos aus, und ihr wildes Wuchern ist schließlich nicht mehr aufzuhalten. Glücklicherweise gibt es die Polizei des Körpers, die Abwehrzellen. Sie treten schnell auf den Plan, nehmen den Kampf mit den aggressiven Killerzellen auf und vernichten, wenn's gutgeht (und sie von außen unterstützt werden), das Böse, das sich da im Körper ausbreiten will. Um Krebs zu bekämpfen, muß man also diesen Kampf unterstützen.

Klingt einleuchtend, nicht wahr? Die Geschichte hat nur einen kleinen Haken: *Kein Wort davon ist wahr!* Krebszellen sind *nicht* aggressiv, die Killerzellen des Immunsystems sind es. Krebszellen sind *nicht* »anarchisch«, sondern erfüllen einen guten Zweck (zumindest zu dem Zeitpunkt, da sie entstehen). Krebs kann man *nicht* durch Vernichtung der Krebszellen bekämpfen, sondern man muß an den Wurzeln ansetzen. Und die sind schon seit den zwanziger Jahren bekannt. Der deutsche Arzt Otto Heinrich Warburg (1883–1970) hat sie entdeckt und dafür 1931 den Nobelpreis für Physiologie und Medizin erhalten. Seitdem sind sie vergessen.

Was Sie oben in Kursivschrift gelesen haben, ist nicht etwa die Beschreibung einer Krankheit, sondern die mythische Darstellung einer gesellschaftlichen Situation. Machthaber bangen um ihre Macht; die Feinde sind Terroristen (Krebszellen) und Anarchisten. Glücklicherweise gibt es ein Polizeisystem (Immunsystem), welches die Bösen mit Hilfe von Spitzeln und Hinweisen aus der Bevölkerung erfaßt (Helferzellen) und sie im Großeinsatz bekämpft (durch Makrophagen, langlebige bewegliche Zellen). Falls das nicht reicht, hetzt man eine Antiterror-Spezialeinheit auf die Umstürzler, die aber oft erst noch geschaffen werden muß (monoklonale Antikörper). Das Ergebnis: Die Vernichtung des Bösen (Operation, Bestrahlung) bis auf ein paar Entkommene, die im Untergrund immer noch ihr Unwesen treiben. Sollte das ganze Volk zum Aufstand aufgehetzt werden (Metastasen), muß man rücksichtslos durchgreifen, notfalls einen Bürgerkrieg riskieren (Kampf dem Krebs). Das oberste Ziel lautet: Friede (Befundfreiheit) um jeden Preis.

Wer die Krebskrankheit so sieht, ist kein Wissenschaftler. Wissenschaft sollte nicht die Mythen einer Gesellschaft widerspiegeln, sondern objektive, nachprüfbare, vorurteilsfreie und praktisch verwertbare Erkenntnisse liefern. Und das wollen wir jetzt versuchen.

Der Mensch braucht, wie jedes Lebewesen, Energie. Sie wird durch Oxydation, eine langsame Verbrennung von Nahrung, hergestellt. Beteiligt daran ist jede einzelne Zelle. In den Mitochondrien, den Energiezentren innerhalb der Zellen, wird mit Hilfe von Enzymen Sauerstoff schrittweise gebunden. Das jedenfalls ist der Normalfall.

Aus Gründen, die wir noch nicht genau kennen, kann es zu Störungen dieser Prozesse kommen. Sei es, daß Enzyme versagen oder infolge fehlender Magnetfelder (Isolation durch Stahlbeton!) nicht mehr richtig funktionieren – jedenfalls kann es passieren, daß die Engergieversorgung zusammenbricht. Das bedeutet aber noch nicht das Ende der Zelle. Lebewesen sind gewitzt und wissen sich in Notlagen zu helfen. So greift in diesem Fall die Zelle auf eine andere, uralte Methode zurück, die ebenfalls Energie liefert. Ich meine die *Gärung*, die auch dann auftritt, wenn Muskelzellen überbeansprucht werden. Die Nebenprodukte der Gärung – hauptsächlich Milchsäure – lagern sich dann in den Muskeln ab, und das spüren wir als Muskelkater.

Leider hat die Energieversorgung durch Gärung einen Nachteil, der sich letzten Endes als tödlich erweist; sie ist nicht effektiv genug. Gärung liefert nur ein Zehntel der

Energie, die normalerweise durch Oxydation entsteht. Doch auch hier weiß sich die auf Gärung umgestellte Zelle zu helfen; sie wird größer. Aber dabei ändert sie auch ihre Form. Sie kann sich im Zellverband nicht mehr richtig halten und sondert sich ab. Sie gibt ihre Botschaft: »Produziert mehr Energie!« auch an andere Zellen weiter, und so kommt eine Lawine in Gang, die gut gemeint war und böse endet. Denn so ist das Problem nicht lösbar.

Wenn wir uns schon der Terminologie unseres Polizeiberichts bedienen, dann müssen wir Krebszellen als die *Guten* einstufen, denn sie versuchen ja, den Körper zu retten. Und wir sehen auch, daß ihre Vernichtung nichts bringt, denn das Grundproblem – die Störung der Energieversorgung auf Zellniveau – ist damit in keiner Weise gelöst. Wie man dieses Problem mit den Mitteln der klassischen Medizin lösen soll, weiß ich auch nicht. Das herauszufinden ist Aufgabe der Mediziner und Forscher. Ich will nur zeigen, wie man mit Hilfe astrologischer Begriffe Ansätze zur Überwindung der »inneren Energiekrise« (und anderer Krisen) finden kann. So kommen wir endlich zum Thema.

Wir müssen nämlich versuchen, Krankheiten den Tierkreiszeichen zuzuordnen. Bei der Krankheit »Krebs« ist das nicht weiter schwierig. Sie hat tatsächlich mit dem Tierkreiszeichen gleichen Namens eine Menge gemeinsam. Hier einige Übereinstimmungen:

- Dem *Zeichen* »Krebs« entsprechen sumpfige Gegenden und schlammige Tümpel, in denen es gärt und wo sich Kleinlebewesen massenhaft vermehren. Die *Krankheit* »Krebs« ist durch Gärung und die rasche Vermehrung der Gärungszellen charakterisiert.
- Der »Krebstyp« ist eine stille, bescheidene, aufopfernde

Frau (wie in unserem Märchen am Anfang des Buches) – und zwar medizinisch wie astrologisch!

- Eine der seelischen Ursachen für Krebs scheint die Unterdrückung von Gefühlen und das Kleben an der Vergangenheit zu sein – typische Merkmale des Tierkreiszeichens Krebs.
- Krebs entsteht bevorzugt in Organen, die Flüssigkeiten produzieren, und in Hohlräumen, alles Organe, die dem Zeichen Krebs zugeordnet werden.

Sicher ließen sich noch weitere Analogien finden, doch das sollte eigentlich schon reichen. Suchen wir nach einem Mittel *gegen* die Krankheit, dann sollten wir uns zuerst im *Gegen*-Zeichen Steinbock umschauen. Charakteristisch für dieses Zeichen ist die Zähigkeit, mit der es sich anklammert – an die Macht, den Südhang, auf dem das gleichnamige Tier überwintert, an das Leben. Diese *Zähigkeit* und der Wille zum Überleben wären das erste, was wir einem Krebskranken oder -gefährdeten verschreiben sollten.

Im Gegensatz zum Wasserzeichen Krebs steht das Erdzeichen Steinbock für Dürre, Trockenheit und Fasten. Also wäre eine zweite Kur gegen die Krankheit ihr *Austrocknen* oder Aushungern. Tatsächlich gibt es Kuren, die das versuchen, zum Beispiel die Rote-Bete-Diät. Übrigens ist die rote Rübe, aus der dieses Gemüse zubereitet wird, eine typische Steinbockpflanze insofern, als sie unterirdisch wächst und strenge Winter überlebt.

Krebs lebt in der Vergangenheit und denkt mit Wehmut an die Kindheit zurück. Steinbock lebt in der Zukunft und denkt mit Ehrgeiz an die Spitze der (gesellschaftlichen) Pyramide. Krebs geht nach innen, Steinbock nach außen. Also sollte der Krebskranke den Familienverband verlassen, die Vergangenheit überwinden, die Kindheit vergessen. Er sollte

Ehrgeiz entwickeln, sich an den Kanten gesellschaftlicher Labyrinthe reiben und ein Ziel in der Öffentlichkeit anstreben.

Zur Übung werden wir nun die Geometrie der Opposition umgekehrt anwenden. Wir nehmen eine für den Steinbock charakteristische Erkrankung und suchen nach Heilmitteln im Gegenzeichen Krebs. Dazu bietet sich die (heute immer mehr überhandnehmende) *Alzheimersche Krankheit* an. Hierbei handelt es sich um eine Alterserkrankung, die durch Austrocknen der Membranen von Nervenzellen und fortschreitendem Schwund der Großhirnrinde verursacht wird. Symptome sind Gedächtnisverlust, Verblödung und Unfähigkeit zur Ausführung zweckmäßiger Bewegungen. »Austrocknen«, »Alter«, und »Starrheit« kennzeichnen im Negativen das Zeichen Steinbock.

Suchen wir im Gefühlszeichen Krebs nach Gegenmitteln, dann werden wir beim guten Gedächtnis dieses Zeichens fündig. (Beachten Sie, daß das exzellente Erinnerungsvermögen des Zeichens Krebs im Fall der gleichnamigen Krankheit negativ zu beurteilen ist! In der Astrologie ist nichts an sich gut oder schlecht. Es kommt auf den Kontext an und darauf, ob ein Mangel oder ein Übermaß vorliegt.) Wenn es uns gelänge, das Gedächtnis der Patienten aufzufrischen und deren Gefühle zu aktivieren, dann könnten wir ein Heilverfahren für die bisher unheilbare Alterserkrankung finden.

Diese Überlegungen sind rein geometrisch-astrologisch, also theoretisch. Vor kurzem aber las ich über neue Versuche zur Bekämpfung der Alzheimerschen Krankheit an der »Memory Disorders Clinic« (Klinik für Gedächtnisstörungen) an der Universität von Kalifornien in Irvine. Ihr Entdecker CURT SANDMANN nannte sie »Gedächtnistherapie«. Die Patienten werden auf einen »besonderen« Tag vorbereitet. Am

Vorabend bespricht man mit ihnen die für diesen Tag geplanten Unternehmungen – Tätigkeiten, die sie gefühlsmäßig ansprechen sollten (zum Beispiel Besuch einer Stätte, an die sich Kindheitserinnerungen knüpfen, Gang durch den Tiergarten, Abendessen in einem Lokal, das in guter Erinnerung sein sollte. Essen ist auch eine typische Krebs-Tätigkeit!)

Es stellte sich heraus, daß sich die Patienten an *diesen* Tag auch nach einer Woche noch ziemlich gut erinnern konnten, während sie alle anderen Tage vergessen hatten.

Solche Bestätigungen unserer astrologisch-geometrischen Ableitungen finden wir nicht immer. Darum ist die Astrologie auch keine Wissenschaft im üblichen Sinne. Sie gibt eher Hinweise auf mögliche wissenschaftliche Untersuchungen. Sie liegt im Vorfeld der etablierten Geistesdisziplinen, ist ihnen dank des abstrakt-holistischen Denkansatzes übergeordnet, dafür aber zu schwach, um zu akzeptablen konkreten Ergebnissen zu gelangen. Das ist zumindest ihr jetziger Stand; in einigen Jahrzehnten kann das schon anders sein.

Doch weiter im Sternverfahren. Bisher haben wir nur einen Strich – eine Linie zwischen den Oppositionszeichen –, aber noch keinen Stern. Auf der Suche nach Zeichen, die sich vom Krankheitszeichen radikal unterscheiden, brauchen wir nicht weit zu gehen. Die *Nachbarzeichen* haben mit dem Zeichen selbst wenig gemeinsam. Wir werden also auch dort fündig, wenn wir nach Heilverfahren suchen. Im Falle der Krankheit des Zeichens Krebs wären die Nachbarn Zwillinge und Löwe. Und hier einige Vorschläge für Krebstherapien auf Grund dieser beiden Zeichen:

Zwillinge: Neugier, Einsatz von Verstand und Logik, Vielseitigkeit, Kontakte, Briefe, Telefonate, Kaffeehausbesuche, intellektuelle Gespräche; Atemtechniken, manuelle Betätigung (Malen, Gravieren, Basteln), sich mit Erlösungsideen (Parzival) beschäftigen, Musik von WAGNER und STRAWINSKY hören, über die Couplets von KARL VALENTIN lachen.

Löwe: Autorität, Persönlichkeit und Selbstbewußtsein entwickeln, sich mit Kindern umgeben, auf die Bühne gehen, das eigene Leben mit Humor inszenieren, andere für sich arbeiten lassen, Herz und Kreislauf stärken, Sonnenbäder nehmen und den Urlaub mit Wanderungen im Hochgebirge verbringen.

Das gleiche jetzt mit den Nachbarzeichen der Alzheimerschen Krankheit (beziehungsweise des Steinbocks):

Schütze: Sport treiben, zumindest körperliche Betätigung in der freien Natur, also Radfahren, Spazierengehen, aber auch Bogenschießen (soweit möglich), Schwimmen, Skifahren (oder Rodeln), vielleicht sogar Fliegen. Dazu an farbenfrohen religiösen Veranstaltungen teilnehmen und ein Gefühl für Religion und Moral entwickeln.

Wassermann: Sich geistig betätigen, eventuell elektrische Reizverfahren anwenden, mit Computern spielen/arbeiten und den Routinealltag unterbrechen (Sandmann: »Das Leben sollte [für die Alzheimer-Patienten] nicht zur Routine werden. Das beschleunigt wahrscheinlich ihre Probleme.«).

Unser Therapie-Stern sieht also folgendermaßen aus:

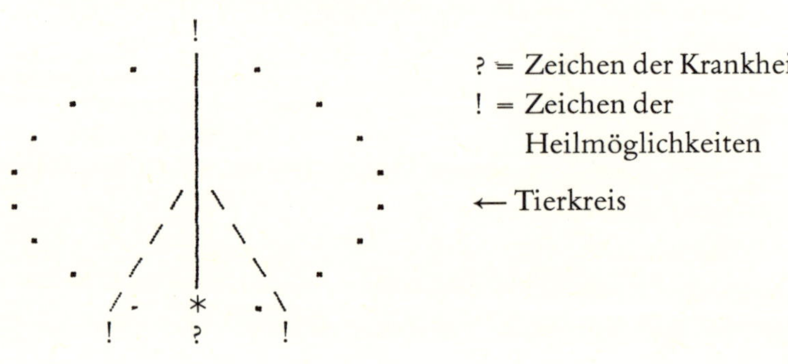

Mit Hilfe dieses Sterns können wir für alle Krankheiten, die wir einem Tierkreiszeichen zuordnen, Heilverfahren, Therapievorschläge und Lebensstrategien ableiten. Nach diesen zwei ausführlichen Beispielen dürfte es ausreichen, die restlichen Tierkreiszeichen in tabellarischer Form abzuhandeln. Nehmen Sie auch das wieder nur als Vorschlag und Hilfe zum Erlernen neuer Denkweisen!

Zeichen	**Widder**
Krankheiten	Gewalttaten/Selbstmord Migräne, Rheuma
Kuren: 1. Oppositions-zeichen	*Waage:* an andere denken, ausgleichen, Aggressionen verbalisieren, Kunst, Drama
2. linkes Nachbarzeichen	*Fische:* dienen, ins Wasser gehen, am Meer meditieren
3. rechtes Nachbarzeichen	*Stier:* genießen, essen, im Garten arbeiten, sich der Kunst und Musik widmen, sammeln, in der Natur erholen

Zeichen	**Stier**
Krankheiten	Übergewicht
Kuren: 1. Oppositions-zeichen	*Skorpion:* »besessen« sein (z. B. von Arbeit), seelische Kräfte mobilisieren, Hypnose, sarkastischer Humor
2. linkes Nachbarzeichen	*Widder:* sich dem Kampf stellen, konzentriert Ziele verfolgen, das eigene Ich kindlich-naiv durchsetzen
3. rechtes Nachbarzeichen	*Zwillinge:* mit anderen reden, unter Menschen gehen, neugierig sein

Zeichen	**Zwillinge**
Krankheiten	Lungenkrankheiten Nikotinmißbrauch
Kuren: 1. Oppositions-zeichen	*Schütze:* Sport, viel Bewegung, freie Natur, religiöse/übergreifende Ideen entwickeln
2. linkes Nachbarzeichen	*Stier:* Natur und Kunst genießen, gut essen, ein friedliches Leben führen
3. rechtes Nachbarzeichen	*Krebs:* sich um andere kümmern und sie bemuttern, mit Bildern leben, Säfte trinken

Zeichen	**Krebs**
Krankheiten	Krebs Depressionen, Kindheitstraumata
Kuren: 1. Oppositions- zeichen	*Steinbock:* Lebenswille, Ehrgeiz, gesellschaftliche Kontakte, Fasten
2. linkes Nachbarzeichen	*Zwillinge:* Kontakte, Neugier, Logik, Vielseitigkeit, manuelle Tätigkeit
3. rechtes Nachbarzeichen	*Löwe:* sonnige Gegenden, luxuriöses Wohlleben, Autorität, Herzmassage

Zeichen	**Löwe**
Krankheiten	Herz/Kreislauferkrankungen
Kuren: 1. Oppositions- zeichen	*Wassermann:* Chaos zulassen, demokratisch-kameradschaftlich arbeiten, exzentrisch leben
2. linkes Nachbarzeichen	*Krebs:* andere bemuttern, bescheiden sein, Gefühle zulassen, viel Milch trinken
3. rechtes Nachbarzeichen	*Jungfrau:* bescheiden sein, auf gute Nahrung achten, Dinge selbst in die Hand nehmen

Zeichen	**Jungfrau**
Krankheiten	Darmerkrankungen Zuckerkrankheit
Kuren: 1. Oppositions- zeichen	*Fische:* den Dinge freien Lauf lassen, wie ein Fisch im Meer leben, meditieren und phantasieren
2. linkes Nachbarzeichen	*Löwe:* Autorität erlangen, auf Luxus Wert legen, schauspielern, Dramatik ins Leben bringen; Kinder
3. rechtes Nachbarzeichen	*Waage:* andere arbeiten lassen, sich den schönen Dingen zuwenden, Kunst und Bühne

Zeichen	**Waage**
Krankheiten	Nierenversagen Liebeskummer
Kuren: 1. Oppositions- zeichen	*Widder:* sich dem Kampf stellen, nicht immer an andere denken, kämpfen
2. linkes Nachbarzeichen	*Jungfrau:* nüchtern bleiben, auf Details und Ernährung achten, arbeiten
3. rechtes Nachbarzeichen	*Skorpion:* konsequent bleiben, besessen werden, die Dinge mit sarkastischem Humor sehen

Zeichen	**Skorpion**
Krankheiten	Arbeitsbesessenheit AIDS
Kuren: 1. Oppositions- zeichen	*Stier:* das Leben harmonisch genießen, sich Kunst und Natur widmen, singen, gut essen
2. linkes Nachbarzeichen	*Waage:* siehe Stier
3. rechtes Nachbarzeichen	*Schütze:* Bewegung in frischer Luft, Optimismus, philosophisch/religiöse Ideen

Zeichen	**Schütze**
Krankheiten	Religiöser/weltanschaulicher Fanatismus, Personenkult
Kuren: 1. Oppotions- zeichen	*Zwillinge:* mit Menschen reden, vielseitig werden, logisch denken
2. linkes Nachbarzeichen	*Skorpion:* sich mit geheimen Mächten, mit Sex und Ökologie beschäftigen
3. rechtes Nachbarzeichen	*Steinbock:* äußerlich bescheiden bleiben, sich in die Einsamkeit der Berge zurückziehen

Zeichen	**Steinbock**
Krankheiten	Alzheimersche Krankheit, Arteriosklerose, Magersucht
Kuren: 1. Oppositions-zeichen	*Krebs:* sich um andere kümmern, viel trinken, Gedächtnis schulen
2. linkes Nachbarzeichen	*Schütze:* Sport, Bewegung, Optimismus, religiös-pompöse Zeremonien
3. rechtes Nachbarzeichen	*Wassermann:* sich mit Computern beschäftigen, exzentrisch leben

Zeichen	**Wassermann**
Krankheiten	Gespaltene/multiple Persönlichkeit, Krämpfe
Kuren: 1. Oppositions-zeichen	*Löwe:* Ichbewußtsein entwickeln, in die Sonne gehen, sich mit Kindern umgeben, sich selbst spielen
2. linkes Nachbarzeichen	*Steinbock:* nach Dauer und Beständigkeit streben, regelmäßig leben, Gesetze beachten
3. rechtes Nachbarzeichen	*Fische:* anderen dienen, die Dinge fließen lassen, am Meer phantasieren

Zeichen	**Fische**
Krankheiten	Autismus Süchte
Kuren: 1. Oppositions-zeichen	*Jungfrau:* arbeiten, nüchtern bleiben, auf Nahrung achten, Geschäfte betreiben
2. linkes Nachbarzeichen	*Wassermann:* sich mit Computern und fortschrittlichen Ideen beschäftigen, als Exzentriker leben
3. rechtes Nachbarzeichen	*Widder:* energisch für ein Ziel kämpfen, radikal eigene Bedürfnisse durchsetzen

14

Wie spät ist es heute?
oder
Bio-Uhren, Meridiane und Tierkreiszeichen

Ich mißtraue allen Systematikern und gehe ihnen aus dem Weg. Der Wille zum System ist ein Mangel an Rechtschaffenheit.
FRIEDRICH NIETZSCHE:
Götzendämmerung

Mein Bekannter ULF EVERTZ ist Arzt an einer Rheumaklinik und daneben Leiter eines privaten medizinischen Forschungsinstituts. Seine Behandlungsmethoden erfreuen sich eines beachtlichen Erfolges. Evertz hält auch Vorträge an Universitäten, auf Kongressen, im Fernsehen und vor Fachgremien. Derzeit arbeitet er, als Mediziner, an einem Buch über die Grundlagen der Physik, während ich, als Physiker, ein Buch über die Grundlagen der Medizin schreibe. So ist das nun mal im Wassermannzeitalter.

Doch Evertz ist nicht nur ein solider Mediziner. Er betreibt auch, unbemerkt von der Fachwelt, astrologische Forschungen. Seit Jahren schon studiert er Todesanzeigen in den Zeitungen und hat mit Hilfe umfangreicher Statistiken einige Behauptungen der Astrologie bestätigen können, während andere noch der weiteren Überprüfung oder einer neuen Interpretation bedürfen. Natürlich kann er die Ergebnisse dieser Forschungen nicht veröffentlichen. Medizinische Fachzeitschriften würden sie nicht drucken, und astrologische Fachzeitschriften betreiben mit Vorliebe Inzucht.

Da Evertz auch mit Akupunktur behandelt, hat er sich Gedanken über die Zuordnung der zwölf chinesischen Energie-Meridiane zu den zwölf klassischen abendländischen Tierkreiszeichen gemacht. Auf Grund geometrischer Überlegungen – er ging vom menschlichen Körper aus – kam er zu dem Schema, das Sie auf Seite 195 abgebildet sehen.

Ich selbst habe mir auch überlegt, wie man diese Zuordnung vornehmen könnte. Dabei bin ich aber von einer einfacheren Form ausgegangen. Ich habe die Meridian-Uhr genommen (bestimmte Meridiane/Organe sind jeweils zwei Stunden lang besonders aktiv und erreichen zwölf Stunden später ihr Leistungstief) und kam dabei zu einem Resultat, das mit dem von Evertz genau übereinstimmt. Zwei unabhängige Überlegungen führten zum gleichen Ergebnis – das kann kein Zufall sein. Mehr noch: Das im vorigen Kapitel besprochene Stern-Verfahren existiert auch in der Akupunktur als Ableitungsregel zur Meridian-Aktivierung oder -Sedierung (Beruhigung, Dämpfung). Und auch hier stimmen die Methoden überein.

Eine derartige Konvergenz (Annäherung bis zur Übereinstimmung) unterschiedlicher und voneinander unabhängiger Erfahrungsmethoden gibt zu denken; und darum möchte ich hier ein wenig auf diese Übereinstimmungen eingehen. Sie brauchen nichts von Akupunktur oder von Meridianen zu wissen. Vielleicht aber regt Sie dieser Bericht dazu an, sich einmal selbst mit dem chinesischen Energiesystem zu beschäftigen. Sie können übrigens auch als Abendländer davon profitieren, denn im Westen hat man daraus eigene, auf unsere Verhältnisse abgestimmte Methoden entwickelt. So ist eine höchst interessante Therapie entstanden – bekannt als

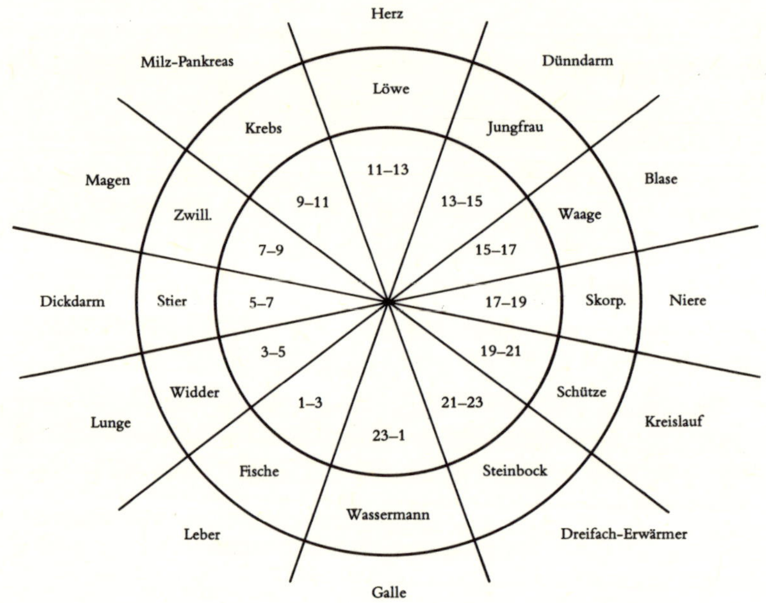

Die Meridianuhr mit den abendländischen Tierkreiszeichen und den Zeiten höchster Aktivitäten. Sie können auch auf dieses Diagramm das Sternverfahren anwenden!

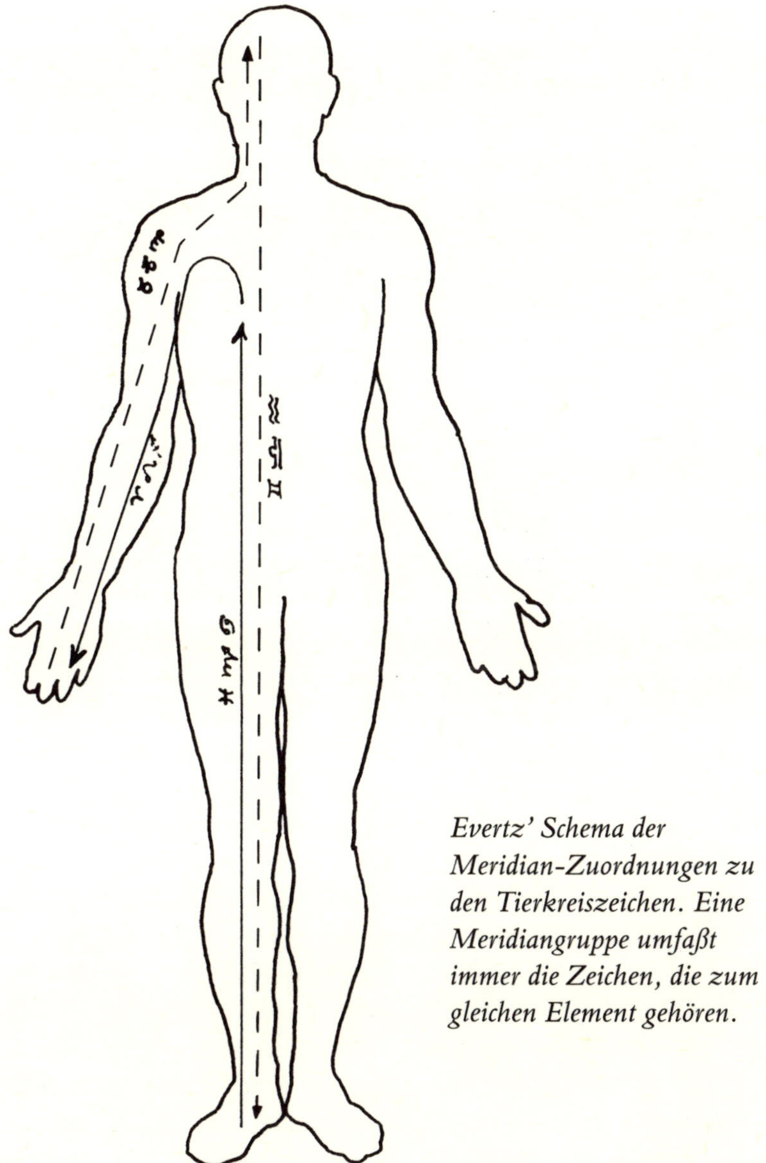

Evertz' Schema der Meridian-Zuordnungen zu den Tierkreiszeichen. Eine Meridiangruppe umfaßt immer die Zeichen, die zum gleichen Element gehören.

»Touch for Health«, »Gesund durch Berühren«, oder »Kinesiologie« – die sanfte Körperarbeit, Suggestion, Akupressur und Nahrungsmittelkunde auf originelle Weise miteinander verknüpft. Diese Therapie baut auf ganzheitlichem Denken auf; darum paßt sie in das Konzept dieses Buches.

NIETZSCHE hat zwar recht (siehe Eingangszitat), und man könnte auch LUDWIG WITTGENSTEIN zitieren, der im *Tractatus logico-philosophicus* sein Werk mit einer Leiter verglich, die man wegwerfen solle, wenn man das Ziel erreicht habe. Aber zur Schulung des Denkens – des Denkens in übergreifenden Zusammenhängen – sind Systeme ganz nützlich. Wir dürfen uns nur nicht an sie klammern oder sie anstelle von Leitern als Latten verwenden, mit der wir die Welt im Käfig unserer Vorurteile einsperren.

Nach chinesischer Lehre gibt es zwölf Energiefluß-Systeme im menschlichen Körper, die bestimmten Organen zugeordnet werden. Diese Organe darf man aber nicht direkt mit den Organen gleichsetzen, wie wir sie kennen. Die chinesische »Niere« entspricht nicht unbedingt unseren Nieren; sie ist mehr Symbol für einen Energiezustand oder einen Komplex von Emotionen, Einstellungen, Gedanken und Ausblicken. In diesem Sinn entspricht sie dem Wissen des Volkes, das in unseren Sprichwörtern und Redewendungen seinen Niederschlag fand. »Das geht mir an die Nieren« meint nicht unbedingt das Organ gleichen Namens – obwohl gewisse Zusammenhänge durchaus vorhanden sind.

Beginnen wir mit der einfacheren geometrischen Form, der Organ- oder Meridian-Uhr. Danach beginnt der Tag nach der Nachtkrise gegen 3 Uhr früh mit den Energien des *Lungen-Meridians.* Atemfrequenz und Körpertemperatur steigen langsam von ihrem Tiefstwert an. Die Herrschaft des parasympathischen Nervensystems nimmt ab, der Sympathicus übernimmt allmählich das Regiment. – Der Beginn eines neuen Jahres, eines neuen Lebens, das Erwachen der Natur und des Menschen wird traditionsgemäß mit dem Zeichen *Widder* verbunden. Was der Frühling für das ganze Jahr, ist die Zeit zwischen 3 und 5 Uhr für den Tag. Nach den Erkenntnissen der Kinesiologen haben Menschen mit einem gestörten Lungen-Meridian Probleme mit den Tugenden der Demut und der Toleranz und neigen zu Hochmut und falschem Stolz.

Mit dem *Dickdarm-Meridian* (zwischen 5 und 7 Uhr früh) beginnt das Verdauungssystem aktiv zu werden. Der Mensch erwacht und wird, gesunde Verdauung vorausgesetzt, die unverwertbaren Nahrungsreste aus Dick- und Mastdarm los. Er nimmt sein Frühstück ein. Die Leber verliert allmählich den Energiespeicher Glykogen (Stärke) und nimmt dafür mehr Fett auf. Astrologisch entspricht diese Phase dem Zeichen *Stier.* Nach Erkenntnissen der Kinesiologen haben Menschen mit einem gestörten Dickdarm-Meridian Probleme mit ihrem Selbstwertgefühl und neigen zu Schuldgefühlen.

Zwischen 7 und 9 Uhr wird der *Magen-Meridian* aktiv. Der Mensch erwacht zu vollem Bewußtsein, wird lebendig, möchte hinausgehen und sich bewegen. Die Anzahl der Blutkörperchen steigt ebenso wie der Blutzuckerspiegel und die Produktion von Galle. Astrologisch entspricht diese Phase dem Zeichen *Zwillinge.* Nach Erkenntnissen der Kinesiologen haben Menschen mit einem gestörten Magen-Meridian Probleme mit den Tugenden der Zufriedenheit und der Gelassenheit; sie neigen zu Gier, Enttäuschung und innerer Leere.

Zwischen 9 und 11 Uhr wird der *Milz-Pankreas-(Bauchspeicheldrüse-)Meridian* aktiv. Die geistige Aufnahmefähigkeit wächst, Konzentrationsvermögen und Gedächtnis werden besser. Die Körpertemperatur hat ihr Maximum erreicht – wie in der Natur zu der Zeit, da das Zeichen *Krebs* regiert. Nach den Erkenntnissen der Kinesiologen haben Menschen mit einem gestörten MP-Meridian Probleme mit den Tugenden des Glaubens und des Vertrauens in die Zukunft und neigen zu Zukunftsängsten.

Zwischen 11 und 13 Uhr wird der *Herz-Meridian* aktiv, der, wie könnte es anders sein, dem astrologischen Zeichen *Löwe* entspricht. Der Mensch steht auf dem Gipfel seiner Leistungsfähigkeit. Er ist kontaktfreudig und schöpferisch. Nach den Erkenntnissen der Kinesiologen haben Menschen mit einem gestörten Herz-Meridian Probleme mit den Tugenden der Liebe und der Vergebung und neigen zu Ärger und Zorn.

Zwischen 13 und 15 Uhr wird der *Dünndarm-Meridian* aktiv. Die Leber ist nun am wenigsten durchblutet, der Mensch wird müde und kann sich schlecht konzentrieren. Man spricht auch von der »Tagkrise«. Die Organ-Zuordnung stimmt hier – wie beim Herz-Meridian – ausnahmsweise mit der astrologischen Zuordnung zum Zeichen *Jungfrau* überein. Nach den Erkenntnissen der Kinesiologen haben Menschen mit einem gestörten Dünndarm-Meridian Probleme mit der Lebensfreude, neigen zu Traurigkeit, Kummer und Leid.

Zwischen 15 und 17 Uhr wird der *Blasen-Meridian* aktiv. Die Leistung steigt langsam wieder an. Die Leber erreicht ihren höchsten Glykogengehalt, die Nieren arbeiten auf Hochtouren. Auch Blutdruck, Herztätigkeit und Atemfrequenz steigen. Die »Teestunde«, wie diese Zeit auch genannt wird, entspricht dem Lebensgefühl des Zeichens *Waage*. Nach den Erkenntnissen der Kinesiologen haben Menschen mit einem gestörten Blasen-Meridian Probleme mit den Tugenden des Friedens und der Harmonie, sie neigen zu Ruhelosigkeit und Frustration.

Zwischen 17 und 19 Uhr wird der *Nieren-Meridian* aktiv. Die Leistungsfähigkeit hat ihren Gipfel erreicht und überschritten. Die Leber erreicht ihren höchsten Fettgehalt, die Temperatur steigt (Fieber-Maximum). Die Zeit der Wende zum Winter/zur Nacht wird dem Zeichen *Skorpion* zugeordnet. Nach den Erkenntnissen der Kinesiologen haben Menschen mit einem gestörten Nieren-Meridian Probleme mit ihren sexuellen Bedürfnissen, neigen zu »sexueller Unschlüssigkeit«.

Zwischen 19 und 21 Uhr wird der *Kreislauf-Meridian* aktiv. Der Mensch wendet sich langsam der Innenwelt zu und bereitet sich auf das Abendessen vor. Die Aktivität der Venen ist jetzt am größten. Dieser Zeit entspricht das Zeichen *Schütze*. Nach den Erkenntnissen der Kinesiologen haben Menschen mit einem gestörten Kreislauf-Meridian Probleme mit den Tugenden der Entspannung und der Großzügigkeit, sie neigen zu Eifersucht und Starrsinn.

Zwischen 9 und 11 Uhr am Abend wird der *Dreifach-Erwärmer* aktiv. Körpertemperatur und Blutdruck sinken, der Mensch entspannt sich und bereitet sich aufs Zubettgehen vor. Bei Kreißenden nehmen die Wehen jetzt zu. Die Zeit der Nachtruhe entspricht dem Zeichen *Steinbock*. Nach den Erkenntnissen der Kinesiologen haben Menschen mit einem gestörten Dreifach-Erwärmer-Meridian Probleme mit den Tugenden der Leichtigkeit und der Beschwingtheit, neigen zu Verzweiflung, Einsamkeit und Trauer.

Zwischen 11 und 1 Uhr nachts wird der *Galle-Meridian* aktiv. Das Blut wird flüssiger (wasserreicher), Sinnesorgane, Bewußtsein und die meisten Funktionen haben ihr Leistungsminimum erreicht. Astrologisch entspricht dies dem Zeichen *Wassermann*. Nach den Erkenntnissen der Kinesiologen haben Menschen mit einem gestörten Galle-Meridian Probleme mit der Tugend des Verzeihens und können nicht auf andere zugehen, denn sie neigen zu Wut und Jähzorn.

Zwischen 1 und 3 Uhr nachts wird der *Leber-Meridian* aktiv. Darm und Leber arbeiten auf Hochtouren, alles andere schläft, und der Mensch träumt. Seine Temperatur sinkt auf ein Minimum, und gegen Ende der Periode kommt es zur »Nachtkrise«. Astrologisch entspricht diese Zeit der Auflösung dem Zeichen *Fische*. Nach den Erkenntnissen der Kinesiologen haben Menschen mit einem gestörten Leber-Meridian Probleme mit den Tugenden des Glücks und des Frohsinns und neigen zum Unglücklichsein.

Soweit das »vertikale Weltbild«, diesmal horizontal. Was kann man damit praktisch anfangen? Wenn eine Funktion gestört ist, sollte man sie in Ordnung bringen. Im Kapitel über die Planeten haben wir zwei mögliche Verfahrensweisen kennengelernt: verstärken (bei »zuwenig«) oder dämpfen (bei »zuviel«). Oder manchmal auch umgekehrt. Finden Sie eine Störung des Gleichgewichts, die einem der zwölf Meridiane entspricht, dann können Sie die Hilfsmittel der chinesischen Medizin anwenden und unter anderem den Meridian massieren oder auf andere Meridiane, die mit ihm zusammenhängen, einwirken.

Sie können aber auch umgekehrt vorgehen und beispielsweise dem Horoskop entnehmen, daß das Schützeprinzip überbetont oder das Krebsprinzip unterentwickelt ist. Davon ausgehend, können Sie an den entsprechenden Meridianen arbeiten.

Anstatt von Krankheiten auszugehen, können Sie aber auch auf Gesundheiten hinarbeiten. Nach den Auffassungen der Chinesen (die mit denen der abendländischen Astrologie nicht immer übereinstimmen) sollten Widder bescheiden, Stiere selbstbewußt, Zwillinge zufrieden, Krebse vertrauensvoll, Löwen vergebend, Jungfrauen voll Freude, Waagen ausgeglichen, Skorpione sexuell ausgewogen, Schützen großzügig, Steinböcke beschwingt, Wassermänner voll Liebe und Fische voll Frohsinn sein. Mag das auch eher für chinesische Träger dieser Zeichen zutreffen (eine Kultur prägt auch ihre Tugenden), so sind die Ideen doch einer Überlegung wert. Vielleicht ist unsere Auffassung von Charakter, Idealbild und damit Gesundheit der zwölf Tierkreiszeichen beschränkt, einseitig und unvollständig?

Nicht zuletzt kann es sein, daß die Ihrem Meridian und Ihrem Zeichen zugeordnete Tageszeit auch die für Sie günstigste ist. Das mag bei den Nachtzeiten Schwierigkeiten geben, doch im Wassermannzeitalter verschwinden ohnedies die Grenzen zwischen Tag und Träumen, zwischen Wachen und Schlafen. Vielleicht versuchen Sie's und machen Ihre Stunde auch wirklich zu »Ihrer Stunde«.

Die zweite Zuordnung der Meridiane geht von ihrer Lage am Körper aus. Die Meridiane bilden nach chinesischer Auffassung einen Energiekreislauf in der Reihenfolge der Organ-Uhr. Dabei gehen sie auch rein anatomischnahtlos ineinander über. Mit anderen Worten: Wo der Lungen-Meridian (Zeichen: Widder) endet, beginnt der Dickdarm-Meridian (Zeichen: Stier), wo dieser endet... und so weiter, bis schließlich der Leber-Meridian (Zeichen: Fische) dort endet, wo der Lungen-Meridian seinen Anfang nimmt.

Betrachet man den Verlauf der Meridiane am Körper, ergibt sich folgendes Bild: Drei Meridiane laufen von der Brust zu den Händen, drei von den Händen zum Kopf, drei vom Kopf zu den Füßen und drei von den Füßen wieder zurück zur Brust. Diese Einteilung in viermal drei Bahnen legt eine ebensolche astrologische Einteilung nahe. Tatsächlich gibt es, wie wir schon öfter erwähnt haben, vier Elemente und zu jedem Element drei Tierkreiszeichen.

So ergibt sich eine erstaunliche Übereinstimmung. Nimmt man die Zuordnung der Organuhr, dann gilt: Gruppe 1 (Brust → Hand) umfaßt alle Feuerzeichen, Gruppe 2 (Hand → Kopf) die Erdzeichen, Gruppe 3 (Kopf → Füße) die Luftzeichen und Gruppe 4 (Füße → Brust) die Wasserzeichen. Schon diese einfachen und wenigen Informationen kann man, als astrologischer Querdenker, praktisch verwerten, und manchmal hat eine einfache, allgemeinere Betrachtungweise durchaus Vorteile.

Leidet beispielsweise jemand an einer Störung (Mangel oder Übermaß) der Vitalität, Bewegungsenergie und Muskelkraft (Feuer), dann könnte eine erste Notfallmaßnahme darin bestehen, die Feuer-Meridiane vorsichtig entlangzustreichen, also von der Brust zu den Fingerspitzen.

Leidet jemand an einer Störung (Mangel oder Übermaß) des Realitätssinns, der Verdauung, des Appetits oder des Knochenwachstums (Erde), dann könnte eine erste Notfallmaßnahme darin bestehen, die Erd-Meridiane vorsichtig entlangzustreichen, also von den Fingerspitzen zum Kopf.

Leidet jemand an einer Störung (Mangel oder Übermaß) des Geistes, des Verstandes, der Atmung oder der Nerven (Luft), dann könnte eine erste Notfallmaßnahme darin bestehen, die Luft-Meridiane vorsichtig entlangzustreichen, also vom Kopf zu den Füßen.

Leidet jemand an einer Störung (Mangel oder Übermaß) der Gefühle, des Wasserhaushalts im Körper, des Blutes oder der Lymphe (Wasser), dann könnte eine erste Notfallmaßnahme darin bestehen, die Wasser-Meridiane vorsichtig entlangzustreichen, also von den Füßen zur Brust.

Das Meridian-Schema bietet aber noch mehr. Denn es gibt in den verschiedenen Therapien, die sich auf das Meridiansystem stützen (zum Beispiel Akupunktur), einige interessante Regeln, die sich mit den Regeln des Stern-Verfahrens decken. Die *Mutter-Sohn-Regel* beispielsweise (auch als Vater-Sohn-Regel bezeichnet; oder heißt es dann Vater-Tochter?) besagt, daß ein Meridian seinem Nachfolger Energie geben kann, wenn dieser blockiert ist. Vater und Mutter entspricht dem linken Nachbarn in unserem Stern-Verfahren. Die *Mittag-Mitternacht-Regel* besagt, daß man anstelle eines Meridians auch seinen Gegenmeridian stimulieren oder dämpfen (sedieren) kann. Das ist das Oppositionszeichen in unserem Stern-Verfahren. Schließlich gibt es noch die *Ehemann-Ehefrau-Regel*, die im Stern-Verfahren auf die Zeichen mit dem gleichen Element hinweisen würde.

Wir haben diese Regeln nicht angewandt, könnten sie aber noch zusätzlich einführen. Man sollte dabei aber vorsichtig sein und nicht zu viel anbieten, denn ein Übermaß an Information ist gleichzeitig ein Mangel, wie die mathematische Informationstheorie nachweisen kann.

Im nächsten Kapitel werden wir uns wieder den Planeten zuwenden und die »Gesundheiten« besprechen, die sich aus der Kombination von Planetenprinzipien ergeben.

15

Schwelbrände und Sperrmüllaktionen oder Wie man Planetenkräfte kombiniert

Es gibt immer eine Krankheitsursache in der Welt und eine im Überweltlichen. So zielt alle metabiologische Heilkunst auf Wiedergeburt.

HERBERT FRITSCHE:
Iatrosophia

Über die Stärke der Planeten haben Sie schon einiges erfahren. Planeten sind im Horoskop meist verschwistert, ohne daß man sie deswegen als Brüder bezeichnen könnte. Sie bilden *Aspekte* (Winkelverbindungen) zu anderen Planeten. Einige dieser Aspekte sind »hart« und voller Spannungen wie die Konjunktion (= 0 Grad, das heißt, die Planeten befinden sich an derselben Stelle des Tierkreiszeichens), die Opposition (= 180 Grad) und vor allem das Quadrat (= 90 Grad). Andere sind »weich« und eher harmonisch wie das Sextil (= 60 Grad) und vor allem das Trigon (= 120 Grad). Auch kommt es auf die Exaktheit (die Abweichung der tatsächlichen Stellung vom Idealwert) an. Je exakter ein Aspekt (je geringer also die Abweichung vom theoretischen Wert), desto stärker wirkt er. Das gilt besonders bei Abweichungen von weniger als 1 Grad, während Abweichungen von mehr als 5 Grad erheblich an Wirksamkeit einbüßen.

Lassen wir die Art des Aspektes unberücksichtigt, dann gibt es bei zehn Planeten 10x9:2 = 45 Kombinationen. Nimmt man Dreierkombinationen noch dazu, dann steigt die Zahl auf 10x9x8:(1x2x3) = 120. Deshalb beschränken sich Astrologie-Bücher meist auf Zweierkombinationen; nur EBERTINS *Kombination der Gestirneinflüsse* geht auch kurz auf die Dreierkombinationen ein.

Da dieses Buch keine Kochrezepte liefert (die ebenso nützlich wie gefährlich sein können), sondern das selbständige Denken anregen will, gehe ich ebenfalls nur auf die Aspekte von jeweils zwei Planeten ein. Alle weiteren Kombinationen bleiben Ihnen überlassen!

Meist geht es um Schwierigkeiten, die ein Aspekt bereitet. Also handelt es sich auch eher um einen harten oder Spannungs-Aspekt. Darum habe ich Aspekte, die selbst im Spannungsfall wenig Probleme bereiten (zum Beispiel Merkur-Mond, Sonne-Venus) ausgespart. Von den fünfundvierzig möglichen bleiben somit vierunddreißig medizinisch wichtige Planetenkombinationen übrig.

Wenn Sie in Ihrem Horoskop eine solche Spannungskonstellation entdecken, dann haben Sie, wie stets, zwei Möglichkeiten der Überführung ins Positive: Sie können die Wirkung *dämpfen* (durch die im folgenden unter »-« angegebenen Maßnahmen) oder *verstärken* bzw. *sinnvoll nutzen* (unter »+« angegeben). Langfristig gesehen ist die (homöopathische) Verstärkungsmethode die wirksamere, doch mag kurzfristig, zur Behebung der ärgsten Schäden, auch die dämpfende (allopathische) Methode angezeigt sein.

Die Aufhebung der schädlichen Wirkung und ihre Transformation in etwas Konstruktives könnte man als »Partialgesundheit« bezeichnen, was auf deutsch (aber nicht so wissenschaftlich) »Teilgesundheit« bedeutet. Die »Gesamtgesundheit« ergibt sich erst aus der Kombination aller Einflüsse aus Horoskop und Umwelt – keine leichte Aufgabe für einen Deuter!

Hier also vierunddreißig prototypische Krankheiten und die dazugehörigen Therapien:

Planetenkombinationen und ihre Wirkungen

Erklärung: — = dämpfende (allopathische) Therapie,
+ = fördernde (homöopathische) Therapie

Mars-Aspekte

Sonne-Mars: Die beiden Feuerplaneten vereint führen zu Hitze, Gewalt, Fieber, zu Auseinandersetzungen mit Männern und Autoritäten.
— : Hitze/Gewalt meiden, abkühlen, beruhigen, mit Venus/Saturn/Neptun behandeln.
+ : Fiebertherapie. Beruf mit Hitze/Gewalt/scharfen oder spitzen Gegenständen.

Mond-Mars: Mars entflammt die Gefühle. Es kommt zu seelischen Aufregungen, Allergien, Hektik.
— : Beruhigung der Seele durch Meditation.
+ : Primärtherapie (Urschrei). Beruf mit Hektik/Streit/aufgewühlten Gefühlen.

Merkur-Mars: Der Verstand ist überaktiv. Es gibt Streit, geistige Überarbeitung, Nervenüberreizung (so durch Kaffee).
— : Beruhigung des Geistes durch Meditation, Narkotika oder warmes Bier.
+ : Beruf mit ständiger geistiger Aktivität und Auseinandersetzung.

Venus-Mars: Die liebliche Aphrodite hat ihren großen Krieger *nicht* zum Schlafen gebracht. Das muß sie büßen – mit sehr empfindlicher Haut, mit Akne und Liebesabenteuern, die nicht gut ausgehen.
— : hautreizende Stoffe (auch Sonne) meiden.
+ : erotische Spannungen ausleben!

Jupiter-Mars: Wieder zwei Energieplaneten, was zuviel des Guten sein kann. Es kommt zu Überarbeitung, Überbelastung beim Sport, Streit mit Beamten. Reizstoffe finden sich in Luft und Flüssigkeiten.
— : saubere Luft, Überbelastung der Leber meiden.
+ : Kampf gegen Obrigkeiten aller Art, maßvolle sportliche Betätigung.

Für andere Mars-Aspekte siehe die folgenden Planeten.

Saturn-Aspekte

Sonne-Saturn: Der harte Hüter der Schwelle versucht die strahlende Sonne einzuschränken, während sie ihrerseits sich darum bemüht, seine Kälte zu mildern. Wer bleibt Sieger? Symptome: Übererfüllung von Pflichten, beengende Kleidung/Verhältnisse, Distanz und Kälte.

– : Pflichten auch mal vernachlässigen, Wärme/Sonne suchen.
+ : Handlungen strukturieren, organisieren. Körper disziplinieren: Haltung, Tanz.

Mond-Saturn: Diesmal versucht der Sensenmann, die Säfte des Körpers auszutrocknen. Es kommt zu Trockenheit, Unterdrückung der Gefühle (durch Gattin/Mutter), Lymph-/Harn-/Milchstau.
– : Lymphgefäßmassage.
+ : Disziplinierung der Gefühle: Schauspieler, Therapeut.

Merkur-Saturn: Das Denken verläuft in festen Formen. Es kommt zu nervösen Blocks und zur Überorganisation des Denkens.
– : Starre Denkschemata auflösen, spontan denken/sprechen.
+ : denken in Strukturen: Schauspiel, NLP (neuro-linguistisches Programmieren), Denkspiele.

Venus-Saturn: Haut und Liebe verhärten. Es kommt zu Hornhautbildung, Drüsenschwellungen (Kropf), Härte/Kälte in Liebesbeziehungen.
– : Drüsenunterfunktion bekämpfen (Drüsen anregen).
+ : strenge/disziplinierte/harte Kunst, unterkühlte/disziplinierte Erotik.

Mars-Saturn: der »Todes-Aspekt«. Ein Feuer glost unter der harten Schale des gestrengen Ringplaneten, ein Schwelbrand glimmt vor sich hin. Man begegnet immer wieder gefährlichen Menschen und Situationen: Selbstmördern, Drogensüchtigen, Gewalttätigen. Man lebt an Abgründen, mit Waffen, im Feuer.

– : Schwelbrand seelisch aufflammen lassen (Aggressionen herauslassen), gefährliche Situationen/Menschen und Provokationen meiden.
+ : disziplinierte Aggression: Karate, Todessituationen als Beruf.

Jupiter-Saturn: Wachstums- und Einschränkungstendenzen liegen miteinander im Streit. Es kommt zu Verhärtungen/ Einschränkungen/Steinbildung in den großen Organen Leber und Galle sowie Lunge.
– : Pflichten leicht nehmen, Zeit einteilen: manchmal wachsen, manchmal sich einschränken, nicht beides gleichzeitig!
+ : diszipliniertes Wachstum: nach jedem Schritt absichern, nach jeder Absicherung einen Schritt weitergehen.

Für weitere Aspekte siehe folgende Planeten.

Sonne-Uranus: Der Feuerofen wird elektrisch aufgeladen. Dinge und Menschen explodieren plötzlich oder zerbrechen. Stromleitungen und Wasseradern werden zur Gefahr.
– : Spannungen ableiten (Wasser), Gewitter meiden.
+ : exzentrischer Einsatz des Körpers: Electric Boogie.

Mond-Uranus: Atmosphärische Elektrizität wird zum Problem: Gewitter, elektrische Wechselfelder (Steckdose, Fernseher, Computer). Alle Arten von Gefühlssituationen sind spannungsgeladen.
– : Aura von Spannungen befreien oder fernhalten (Streicheln, Meditation, Wasser, Erde, Bäume, Bier). Entstörung von Reizzonen.
+ : Gefühle elektrisieren und befreien, explodieren.

Merkur-Uranus: Lichtblitze in der Disco und flimmernde Leuchten/Bildschirme sind ebenso faszinierend wie gefährlich.
— : geistige Spannungen abbauen (Bier!).
+ : Gedichte schreiben, in Streitgesprächen durch ungewöhnliche Einfälle brillieren.

Venus-Uranus: Haut und Haare stehen unter ständiger elektrischer Spannung, Drüsen funktionieren unregelmäßig.
— : Drüsenfunktionen stabilisieren, Haut entladen (Katzen-/Angorafell).
+ : Tanz oder rhythmische Musik, ungewöhnliche/plötzliche/exzentrische erotische oder sinnliche Abenteuer.

Mars-Uranus: eine hochexplosive Kombination elektrisch-feueriger Planeten. Elektrische Maschinen, Leistungen, Autos, Explosivstoffe, überfüllte Behälter und Räume werden zur Gefahr.
— : Muskelspannungen dämpfen, enstspannen.
+ : ruckartige Bewegungen: Electric Boogie, Disco-Tanz.

Jupiter-Uranus: plötzliche Belastungen von Lunge oder Leber. Atemrhythmusstörungen.
— : Lunge und Leber stabilisieren.
+ : freier Beruf.

Saturn-Uranus: Der eine schränkt ein, der andere bricht aus – ein ewiger Kampf. Knochen und Gelenke werden plötzlich belastet, es kommt zu Herzrhythmusstörungen.
— : Rhythmusblock lösen, weiche Übergänge schaffen.
+ : Ausgleich schaffen zwischen Disziplin und Freiheit, zwischen Starrheit und Eruption (Tanz!).

Für weitere Aspekte siehe folgende Planeten.

Neptun-Aspekte

Sonne-Neptun: allgemeine Schlaffheit/Lahmheit des Körpers, Durchlässigkeit für Strahlen, Gase, Auren. Kältegefühl.
– : Abwehrkräfte stärken, Körperhygiene, viel Sonne.
+ : spirituelle Kräfte fördern, Medium werden, »entschweben«.

Mond-Neptun: emotionaler Rückzug aus dem Leben (Autismus), geschwächte Abwehr (stockende Lymphe).
– : Lymphe in Fluß bringen, Gefühle aktivieren, Blut reinigen.
+ : Feinfühligkeit/Medialität/Mitleid fördern.

Merkur-Neptun: geistig betäubt: durch Drogen, Fernsehen. Fällt auf betrügerische Menschen herein.
– : sich um geistige Klarheit bemühen.
+ : Phantasie walten lassen, Märchen erzählen/schreiben.

Venus-Neptun: Gerät an Drogensüchtige/Kriminelle. Unklarheit/Idealismus in Liebesbeziehungen. Schwache Drüsenfunktion.
– : Drüsen stärken, gefühlsmäßige Klarheit verschaffen.
+ : spirituelle Kunst (besonders Musik), sich für andere beruflich aufopfern.

Mars-Neptun: geschwächte Abwehr, schwache Muskeln.
– : Abwehrkräfte/Muskeln stärken, Blut reinigen.
+ : aufopfernde/dienende Tätigkeit.

Jupiter-Neptun: Leberunterfunktion, schwache Lungen.
– : Leber nicht übermäßig beanspruchen/vergiften, Lunge stärken.
+ : spekulieren, Guru werden.

Saturn-Neptun: Unterdrückung von Symptomen, Gifte in den Knochen/in der Haut.
– : entgiften, fasten, Gifte über Haut und Nieren abführen (also bürsten und viel trinken).
+ : Disziplin + Spiritualität = Beten, Mönch, Orden.

Uranus-Neptun: Bewußtseinsveränderung.
– : entsprechende Drogen meiden.
+ : Ausstieg aus dieser Welt bewußt fördern.

Pluto

Sonne-Pluto: Besessenheit (»Workaholic«). Gefahr durch wilde/giftige Tiere, gewalttätige Menschen und Organisationen.
– : Überarbeitung/Besessenheit/Gewalt meiden.
+ : periodische symbolische Wiedergeburt, volles Engagement, Spiele um Macht und Gewalt.

Mond-Pluto: Alpträume, Angst vor Spinnen/Schlangen, Unfähigkeit von Menschen/Situationen gefühlsmäßig loszukommen.
– : seelischen Schmutz hervorkehren, Kindheitserlebnisse aufarbeiten, Zwangsvorstellungen/-verhaltensweisen klarmachen, mit den Ängsten konfrontieren.

+ : Hellsehen und Magie fördern, seelische Macht über andere erlangen (natürlich zu deren Vorteil!)

Merkur-Pluto: geistige Überarbeitung, Faszination durch Hypnose, Denken in eingefahrenen Geleisen.
– : zwanghaftes Denken entkrampfen, Lockerheit und Toleranz üben.
+ : Hypnotherapeut werden.

Venus-Pluto: übermäßiger Genuß, Drüsenüberfunktion, Gewalt in Liebesbeziehungen.
– : Mäßigung im Genuß, Drüsenfunktion dämpfen.
+ : Massenwirkung durch Kunst/Erotik.

Mars-Pluto: Auseinandersetzungen mit mächtigen/gewalttätigen Menschen. Überbeanspruchung der Muskeln oder Blutgefäße.
– : Überanstrengung/Gewalt meiden.
+ : aufräumen, mit Ökologie beschäftigen, Haus bauen, Schmutz hervorkehren und in einer gewaltigen Sperrmüllaktion beseitigen.

Jupiter-Pluto: Virusinfektion von Lunge oder Leber.
– : die zwei Organe nicht überbeanspruchen, sondern lokkern.
+ : Streben nach/Beschäftigung mit großer Macht.

Saturn-Pluto: übermäßige Härte (Gefühle, Gebrauchsgegenstände).
– : Härte mildern, außen und innen weich werden.
+ : Härte und Zähigkeit in den richtigen Situationen einsetzen.

Uranus-Pluto: eine hochexplosive Mischung, entspricht der Atombombe, hat also Bezug zu explosiven/giftigen/strahlenden Stoffen (Uran, Plutonium).
— : Strahlen meiden, innere Spannungen abführen.
\+ : explosive Gewalt ausleben.

16

Pharaos Traum
oder
Ist Altern eine Krankheit?

Da sagte der Pharao zu Josef: In meinem Traum stand ich am Nilufer. Aus dem Nil stiegen sieben wohlgenährte, stattliche Kühe und weideten im Riedgras. Nach ihnen stiegen sieben andere Kühe herauf, elend, sehr häßlich und mager. Die mageren Kühe fraßen die sieben fetten auf.

Genesis 41,17

Altern ist offenbar keine Krankheit, sondern ein natürlicher Vorgang; dieser führt aber dennoch zum Tod. Ist es dem Menschen vorherbestimmt, eines Tages dem Hüter der Schwelle zu begegnen und sich endgültig vom Leben zu verabschieden? Oder kann die Astrologie dazu beitragen, den Alterungsprozeß zu verzögern, die Jugend zu erhalten, die Leiden des Verfalls zu verhindern und die Menschen optimistisch zu machen? Und was hat Pharaos Traum damit zu tun?

Wenn Sie die bisherigen Lektionen gelernt haben, wissen Sie auch, was die fetten und die mageren Kühe astrologisch bedeuten. Sie repräsentieren die Planeten Jupiter (Fülle) und Saturn (Kargheit, Entbehrung). Und diese beiden Planeten (sprich: Prinzipien) sind auch der Schlüssel zum Alter – oder zur ewigen Jugend. Was die beiden auf der sozialen Ebene repräsentieren, vertreten Venus und Mars auf einer individuellen Stufe. Auch sie sind in ihrem Wechselspiel am Alterungsprozeß (und dessen Verzögerung) beteiligt.

In der klassischen Astrologie werden Venus und Jupiter als »Glücksplaneten«, Mars und Saturn als Planeten des Unheils betrachtet. Also könnte man annehmen, daß die ersten beiden für glückliche Jahre, die anderen zwei für ein mühsames Alter verantwortlich wären. Aber so einfach ist die Sache nicht. Und wir wollen Astrologie auch nicht als ein Weitergeben uralter Vorurteile betreiben, sondern als Wissenschaft. Dazu müssen wir die bisherigen Erkenntnisse von Biologie und Medizin in die Sprache der Astrologie übertragen. Und danach können wir unsere Schlüsse ziehen – astrologisch, nicht medizinisch. Das wird einige Überraschungen ergeben!

Doch zunächst: Was wissen wir eigentlich vom Altern? Etwa dies:

Daß der Mensch alt, siech und krank wird, ist ihm vorherbestimmt. Die Wissenschaftler vermuten die Existenz einer Art »Todes-Gens«, welches den Menschen zum Sterben vorprogrammiert. Ein solches Gen hat man bei niederen Tieren, nämlich beim Tintenfisch, bereits gefunden. Man weiß auch, wann die Organe des Menschen zu degenerieren beginnen. Am frühesten fängt das bei den Augen an; bereits im Alter von zehn Jahren haben sie das Maximum ihrer Leistungskraft erreicht. Die Zeugungsfähigkeit nimmt ungefähr ab dem vierten Lebensjahrzehnt ab. Am spätesten ist wohl das Gehirn dran, aber auch hier sind Verfallsprozesse nicht aufzuhalten. Eine Möglichkeit, das Altern hinauszuzögern, besteht höchstens darin, sich zu schonen, einen ruhigen Lebensabend zu verbringen und auf die Entdeckung eines »Lebenselixiers« zu warten. Bis es so weit ist, müssen wir uns mit dem Unausweichlichen abfinden.

Klingt hübsch, nicht wahr? Hat aber einen Nachteil: Es stimmt leider auch nicht! Sie wissen gar nicht, wie viele Mythen unter dem Deckmantel der Wissenschaftlichkeit in Umlauf sind. Da waren frühere Völker noch ehrlicher. Sie versteckten sich nicht hinter Fachausdrücken und Formeln.

Bevor wir weiterreden, bedarf es einer Erklärung. Wenn wir in diesem Kapitel von *alten Menschen* sprechen, meinen wir eigentlich das Gegenteil, nämlich *Junggebliebene*. Alt werden kann jeder, aber jung bleiben, darauf kommt es an. Nun haben Untersuchungen der Lebensumstände sehr alter (sprich: im hohen Alter noch jugendlicher) Menschen einige recht merkwürdige Dinge ergeben. So haben diese Menschen nur in seltenen Fällen ein ruhiges, leichtes Leben geführt. Meist blieben sie bis zum Tod, auf jeden Fall aber bis ins hohe Alter, geistig wie körperlich aktiv. Arbeiter sind unter ihnen ebenso zu finden wie Künstler, die noch in einem Alter ihren Beruf ausüben, wo andere schon seit zwanzig Jahren auf ihr Ableben warten.

Organe degenerieren (verkümmern, verhärten) aber nur dann, wenn sie nicht beansprucht werden. Das gilt nicht nur für das Gehirn (von dem ohnehin nicht bekannt ist, daß es – außer bei Menschen, die es ihr Leben lang nicht benutzt haben – in seiner Leistung nachließe); sondern auch für scheinbar so jugendabhängige Funktionen wie die Zeugungskraft. Da lebt ein Schriftsteller, der mit dreiundneunzig Jahren noch Pläne für einen Romanzyklus macht. Da gibt es den Südseehäuptling, der es sich auch mit achtzig Jahren nicht nehmen läßt, seiner täglichen Pflicht nachzukommen. (Die besteht nicht etwa darin, dem Ältestenrat vorzusitzen, sondern jungen Mädchen beizuliegen, die ihre Unschuld nur durch den höchsten Repräsentanten des Volkes verlieren dürfen.) Und Bergfex Luis Trenker erklimmt mit fünfundneunzig Jahren noch immer seinen Hausberg. Auch das Gerücht, er sei der Vater des Kindes seiner Sekretärin, hat er verschmitzt weder dementiert noch bestätigt.

Gleichmäßigkeit, Ruhe und Frieden führen nicht unbedingt zu langem Leben. Eher trifft das Gegenteil zu. Wer sich engagiert – für andere Menschen, eine Idee oder für sich selbst –, der bleibt jung. Wer gebraucht wird oder sich unersetzlich macht, der stirbt auch nicht. HERMANN VON SIEMENS (geboren am 9. 8. 1885) wurde hundertein Jahre alt, aber in seinem Horoskop finden wir den sogenannten Todesaspekt!

Ein Jugendelixier scheint es tatsächlich zu geben. Es ist das Schilddrüsenhormon Thyroxin, das den Menschen offenbar jugendlich erhält. Warum altern wir dann? Nimmt die Produktion des Hormons ab? Das ist nicht der Fall, wohl aber schwindet die Sensibilität (Aufnahmefähigkeit) des menschlichen Körpers gegenüber diesem Hormon. Thyroxin regt den Stoffwechsel an, macht den Menschen also, im übertragenen Sinne, »wacher«.

Aber was hat das mit Astrologie zu tun? Die Frage am Anfang dieses Kapitels haben wir noch nicht beantwortet. Bevor wir das können, müssen wir die Prozesse, die zum Altern führen, astrologisch erfassen. Das ist gar nicht so leicht, denn »Altern« hängt mit zahlreichen anderen Funktionen des menschlichen Körpers zusammen. *Eine* Schlüsselrolle scheinen Energieverwertung und die Abwehr von Eindringlingen zu spielen oder, in der Fachsprache der Medizin, der Glucosestoffwechsel und das Immunsystem. Darum werden wir uns dem Problem des Alterns auf dem Umweg über Zucker und Fett, über Killerzellen und einen Stoff mit dem schrecklichen Namen Dehydroepiandrosteron (ein Hormon der Nebennierenrinde) nähern. Viel Spaß bei den folgenden Biologielektionen: Sie werden zu überraschenden Ergebnissen führen!

A

Noch etwas Zucker, bitte
oder
Wie sich die liebliche Venus in den fülligen Jupiter verwandelt

Laßt wohlbeleibte Männer um mich sein.

Julius Cäsar,
römischer Soldat

Beginnen wir mit dem *Energiesystem* des Menschen. Wie erzeugt der Körper Energie? Das wissen wir schon: durch Bindung von Sauerstoff (Oxydation) an eine Substanz, und zwar an Glucose, einen einfachen Zucker, der uns unter dem Namen »Traubenzucker« wohlbekannt ist. Im Blut wird er auch »Blutzucker« genannt. Mit Hilfe von Enzymen verbrennt dieser Zucker ganz langsam, und dabei entstehen Kohlendioxyd, Wasser und Energie. Bei Pflanzen verläuft der Prozeß (er heißt dort Photosynthese) umgekehrt: Sie setzen Sonnenenergie, Kohlendioxyd und Wasser in Glucose um, wobei als Nebenprodukt Sauerstoff freigesetzt wird.

Damit der nötige Brennstoff immer zur Verfügung steht, wird er in anderer Form – als tierische Stärke oder Glykogen – in Leber und Muskeln gespeichert. Die Umwandlung von Glucose (Zucker) in Glykogen (Stärke) erfolgt mit Hilfe des in der Bauchspeicheldrüse produzierten Hormons Insulin. Umgekehrt wird Stärke durch die Hormone Glucagon (langsame Umwandlung) und Adrenalin (schnelle Umwandlung) wieder in Zucker verwandelt.

Jetzt beschreiben wir das Ganze astrologisch. Zucker untersteht der lieblichen Venus, Sauerstoff dem feurigen Mars. Kohlendioxyd hat mit Kohle zu tun und repräsentiert Saturn, Wasser untersteht dem Mond und Energie der Sonne. Und die Leber hat den wohlbeleibten Jupiter als Beherrscher. Das sieht dann so aus:

→ (Oxydation)
Glucose+Sauerstoff ↔ Kohlendyoxyd+Wasser+Energie
(Photosynthese) ←

Venus *Mars* *Merkur* *Saturn* *Mond* *Sonne*

Von den klassischen sieben Planeten fehlt nur noch Jupiter. Hier ist er:

→ Insulin *(Venus)*
Glucose im Blut ↔ Glykogen (Leber/Muskel)
Glucagon, Adrenalin *(Mars)* ←

Venus *Jupiter*

Es herrscht also, wie wir sehen, ein intimes Zusammenspiel zwischen den beiden Liebesplaneten Venus und Mars. Wo die Liebesgöttin aufbaut und bewahrt, zerstört der Kriegsplanet, liefert aber gleichzeitig Energie. Mars, Planet der Bewegung und der Sexualität, wird bei tierischen Organismen zum wesentlichen Element, während er bei den unbeweglichen und ungeschlechtlichen Pflanzen (jedenfalls sind sie sexuell nicht aktiv) als unerwünschtes Nebenprodukt entlassen wird. Das ist Fortschritt!

Und wo die flüchtige Venus zu wenig Bestand hat, tritt ihr großer Bruder Jupiter auf den Plan (mythologisch handelt es sich um ihren Vater, aber mit rechten Dingen ging die Geburt ohnedies nicht zu). Venus verwandelt sich in etwas, das Bestand hat: Aus Zucker wird Stärke. Sicher haben Sie die elementaren Vorgänge im Körper noch nicht unter mythologischen Aspekten gesehen! Die Astrologie macht's möglich.

Anstelle von Stärke kann das Jupiter-Organ Leber den Zucker auch direkt in die Jupiter-Substanz Fett verwandeln. Der Grund ist der gleiche: In Notzeiten, wenn alles Glykogen verbraucht ist, greift der Körper die Fettdepots an und verwandelt Fett (Jupiter) wieder in Energie (Mars).

Beim Fettstoffwechsel landeten wir beim Planeten Jupiter. Jetzt betrachten wir eine Kette, die der Abwehr bedrohlicher Eindringlinge dient und erstaunlicherweise nicht beim kämpferischen Mars, sondern beim strengen Saturn endet: das *Immunsystem.*

B

Achtung, Feind in Sicht!
oder
Boten sind wichtiger als Soldaten

Sie jagten bis Einbruch der Nacht. Doch sie fanden
keinen Knopf, keine Feder, kein Pfand,
welche ihnen gezeigt, daß am Tatort sie standen,
wo der Bäcker ins Schnark sich verrannt.

LEWIS CARROLL:
Die Jagd nach dem Schnark

Die Feinheiten des menschlichen Abwehrsystems werden derzeit aus aktuellem Anlaß (eine weitverbreitete Viruserkrankung) genauer erforscht. Bisher fehlt eine einheitliche Theorie; oder aber die Sache ist so kompliziert, daß eine einheitliche Beschreibung nicht möglich ist. Zählen wir auf, was wir darüber wissen. Und weil wir die Vorgänge unter dem Gesichtspunkt himmlischer Zusammenhänge betrachten wollen, werden wir das, was die Astrologie dazu zu sagen hat, gleich mit einflechten.

Dabei werden wir sehen, daß das *Erkennen* des Feindes wichtiger sein kann als seine *Vernichtung.* Den Mannen in Lewis Carrolls phantastischem Gedicht bleibt der Erfolg versagt, da sie gar nicht wissen, was sie jagen, weil jedem von ihnen das mythische Schnark anders erscheint. Zudem ist ihre Landkarte zwar leicht verständlich, enthält aber keinerlei Informationen, denn auf ihr ist absolut nichts eingezeichnet.

Beim Menschen ist es ähnlich. Versagt der »Erkennungsdienst« des Immunsystems, dann greifen die Killerzellen körpereigenes Gewebe an. Aus dem scheinbar harmlosen Schnark wird ein tödliches Buhdschumm, aus der Grippeabwehr eine Autoimmunerkrankung, vom gar nicht so harmlosen Heuschnupfen bis zum schweren Rheuma.

Zentrales Organ des menschlichen Abwehrsystems scheint eine Drüse zu sein, die man früher eher ignorierte: die *Thymusdrüse*, ein komplexes Organ unterhalb des Brustbeins (in der Zwillingsregion). Früher nahm man an, die Thymusdrüse schrumpfe im Laufe des Lebens auf ihre halbe Größe zusammen und sei im Alter völlig unbedeutend. Inzwischen weiß man es besser: Sie schrumpft durch Streß. Und bei Obduktionen von Leichen fand man das nur durch den letzten großen Streß – den Tod – völlig in sich zusammengekrochene Organ.

Wer unter Streß steht, kann übrigens durch eine der katholischen Kirche bekannte, hier aber auch medizinisch gerechtfertigte Geste die Thymusdrüse wieder aus ihrem Versteck hervorlocken: Sie brauchen sich nur ein paarmal auf das Brustbein klopfen. Doch das nur nebenbei.

Die Thymusdrüse produziert eigene Hormone, Thymosine, welche irgendwie den Ablauf des Alterungsprozesses beeinflussen und bei der Produktion der für die Abwehr wichtigen T-Zellen (weiße Blutkörperchen) mithelfen. Es gibt drei Arten von T-Zellen (und an ihrer astrologischen Zuordnung werden Sie sehen, daß es zur Vernichtung der

Feinde nicht ausreicht, nur das Schwert zu zücken und blind dreinzuschlagen):

Killerzellen stürzen sich, wie ihr Name schon sagt, auf die Eindringlinge und vernichten sie. Sie unterstehen natürlich dem Kriegsgott *Mars*.

Helferzellen helfen, wie ihr Name schon sagt, bei der Produktion von Antikörpern und von Gedächtniszellen. Antikörper sind diejenigen Stoffe, die sich über die Eindringlinge stülpen und sie damit unschädlich machen. Sie haben genau die gleiche Oberfläche wie die Feinde. Um die richtigen Antikörper auszuwählen (und die Form des Feindes für spätere Zeiten zu speichern), bedarf es der komplexen Verarbeitung von Informationen. Dafür ist *Merkur* zuständig.

Unterdrückerzellen sorgen dafür, daß die Killerzellen nicht körpereigenes Gewebe angreifen. Die Liebesgöttin *Venus* bringt den Kriegsgott Mars dazu, in seinem wilden Treiben innezuhalten.

Insgesamt sollte man die Thymusdrüse dem Planeten Merkur zuordnen, denn ihre Aufgabe ist in erster Linie regulierender und erkennender Natur. Zudem liegt sie, wie schon erwähnt, in der Region des Zeichens Zwillinge, das bekanntlich vom Planeten Merkur beherrscht wird.

Wir sind noch immer nicht beim Altern. Immerhin vermuten die Mediziner, daß das Altwerden mit Fehlfunktionen im Immunsystem zusammenhängt. Je älter wir werden – so scheint es –, desto geringer wird unsere Fähigkeit, mit den Feinden von außen fertig zu werden, bis wir eines Tages an einem harmlosen Grippevirus zugrunde gehen – oder an Krebs, dessen Wucherungen von den inzwischen müde gewordenen Killerzellen nicht mehr beseitigt werden können.

Nun könnte man denken, daß durch Förderung der Mars-Funktionen des menschlichen Körpers Alterungsprozesse verzögert würden. Doch genau das ist *nicht* der Fall. Mars beschleunigt die Degeneration des Körpers und besonders der Thymusdrüse.

Unter Streß produziert die Hypophyse (die Hirnanhangsdrüse) ein Hormon namens ACTH (adrenocorticotropes Hormon), das unmittelbar auf die Nebennierenrinde einwirkt und diese zur Erzeugung des Aktivierungshormons Adrenalin veranlaßt. Adrenalin wiederum bringt die Thymusdrüse zum Schrumpfen, verringert also ihre Funktionsfähigkeit. So kommt es zur paradoxen Situation, daß ein Mars-Einfluß (Streß) letztendlich die Mars-Fähigkeiten des Körpers (Immunsystem) verringert!

Der Körper ist ein kompliziertes Regelsystem. Er versucht immer ein Optimum an Leistung zu erzielen, ein Gleichgewicht der Kräfte aufrechtzuerhalten. So wird in der Nebenniere gleichzeitig mit dem Adrenalin noch ein anderer Stoff erzeugt, der den bereits erwähnten unaussprechlichen Namen Dehydroepiandrosteron erhielt, abgekürzt DHEA. Dieser Stoff schützt die Thymusdrüse vor dem Ansturm des Mars und verhindert zudem die Umwandlung von Glucose in Fett. Wer gelernt hat, astrologisch zu denken, weiß auch, welchem Planetenprinzip DHEA zuzuordnen ist. Eine Substanz, die andere mit einer schützenden Hülle umgibt und außerdem dem Fett-Planeten Jupiter entgegenwirkt, kann nur dem Ringplaneten *Saturn* unterstehen. Die Produktion des Hormons scheint ab dem fünfundzwanzigsten Lebensjahr abzunehmen. Und das ist wohl die Ursache dafür, daß die so wichtige Thymusdrüse im Lauf der Jahrzehnte ihre Funktionsfähigkeit langsam einbüßt und unter dem Ansturm zeitbedingter Streßfaktoren immer mehr schrumpft.

So kommen wir zu einer scheinbar paradoxen Erkenntnis: Der dem Planeten Saturn unterstehende Alterungsprozeß wird durch eine dem gleichen Planeten zugeordnete Substanz verhindert. Hier haben wir das homöopathische Prinzip in seiner vollendeten Form.

Verlassen wir nun für eine Weile die etablierten Wissenschaften und versuchen wir, rein astrologisch weitere Schlußfolgerungen zu ziehen. Wir werden später sehen, daß unsere Ergebnisse von der medizinischen Forschung teilweise bestätigt werden.

C

Der lüsterne Mönch
oder
Warum Lieben und Fasten das Leben verlängern

Denkst du dein Alter hochzubringen: So halte Maaß in allen Dingen, in Essen, Trinken, Freud und Leid, in Arbeit und in Schlafens-Zeit.
Noth- und Hülfs-Büchlein, 1798

Wir haben gesehen, daß bestimmte Mars-Einflüsse (Streß) das Leben verkürzen, während bestimmte Saturn-Einflüsse (DHEA) das Altern hinauszögern. Wenden wir nun das vertikale Denken der Astrologie an und lassen unsere Phantasie spielen. Wenn die Astrologie eine Wissenschaft ist und ihre Schlußweisen durch praktische Resultate liefern soll, dann können wir behaupten: Alles Marsische verkürzt, alles Saturnische verlängert das Leben.

Lebensverkürzend würden demnach unter anderem folgende Marsfaktoren wirken (die Bedeutung der Zeichen in Klammern erkläre ich später):

Sauerstoff (+)
Sport (+)
Aggressionen und Sex (+)

Brennesseln und scharfe Gewürze (*)
die Farbe Rot (*)
Armbänder und Schmuck aus Eisen (*)
ein Bild des Planeten Mars im Zimmer

Lebens*verlängernd* würden demnach unter anderem folgende Saturnfaktoren wirken:

Fasten (+)
Unterkühlung (+)
Kohlenstoffverbindungen
Calcium carbonicum, Barium carbonicum (+)
dunkle Grautöne, Schwarz und schwarze Edelsteine (*)
Pflichtbewußtsein und ein kärgliches Leben (+)
ein Bild des Planeten Saturn im Zimmer
eine Schildkröte im Hause
Tannenhonig (*)

Sie werden sich über solche Behauptungen wundern. Wie soll eine Schildkröte im Haushalt das Leben verlängern?! Doch die Astrologie fragt nicht nach Ursachen, nur nach Zusammenhängen. Und vor allem: Wissen Sie, ob's nicht *doch* stimmt? Hat das schon jemand untersucht?

Bevor wir eine Antwort auf diese Fragen suchen, wagen wir einen kühnen, aber wiederum astrologisch gerechtfertigten Sprung. Wir behaupten:

Wenn Mars das Leben verkürzt, kann seine Gegenspielerin Venus das Leben verlängern. Und: Wenn Saturn das Leben verlängert, müßte sein Gegenspieler Jupiter das Leben verkürzen.

Nimmt man diese Schlußfolgerungen ernst, dann käme man zu folgenden Behauptungen:

Lebens*verlängernd* wirken Venusfaktoren wie:

Vitamin E (+)
weibliche Geschlechtshormone (+)
frisches Grün und helles Blau (*)
Kakao und Schokolade (*)
ein Bild der Göttin Ischtar oder eine Statue der Aphrodite
Armbänder aus Kupfer (*)
Malachite und Smaragde (*)
eine künstlerische Tätigkeit (+)
Katzen

Lebens*verkürzend* wirken folgende Jupiterfaktoren:

Fette (+)
Großzügigkeit
sozialer Erfolg (*)
die Farbe Purpur (*)
ein Bild des Planeten Jupiter
Kastanien und Biergärten

So absurd manches davon klingt, jetzt will ich Ihnen die Bedeutung der Zeichen in den Klammern verraten. Wo ein (+) steht, hat die Forschung festgestellt, daß die Behauptung zutrifft! Und der Einfluß der mit einem (*) gekennzeichneten Faktoren könnte von den etablierten Wissenschaftlern ohne weiteres untersucht werden. Im einzelnen:

Mars: Zuviel Sauerstoff ist nicht gesund. Er bildet freie

Radikale, aggressive Stoffe, welche die DNS, die Grundlage der Steuerfunktionen des Menschen, zerstören. Besonders viel Sauerstoff wird beim Sport verbraucht. Übertriebener Sport ist einem langen Leben abträglich. Das wissen wir spätestens, seit James Fixx, der Erfinder des Joggens, bei Ausübung seiner Sportart im relativ jungen Alter von sechsundfünfzig Jahren tot zusammenbrach.

Ein Übermaß an männlichen Sexualhormonen scheint den Menschen frühzeitig zu verbrauchen. Aber auch das gilt nur bei einem »Zuviel«. Es kommt wohl auch auf die innere Einstellung an. Ist die Sexualität mit Gewalt und Leistungszwang verbunden, wirkt sie lebensverkürzend. Ist Sex dagegen Bestandteil einer liebevollen, harmonischen und genußreichen Beziehung (Venus), wirkt er lebensverlängernd.

Venus: Der Körper produziert spezielle Stoffe zur »Reparatur« beschädigter Gene, zum Beispiel das Enzym Superoxyddismutase. Andere Substanzen greifen die gefährlichen freien Radikale direkt an. Sie heißen Antioxidantia, und an erster Stelle steht dabei Vitamin E. Aber auch Harnsäure, die zum Venusorgan Niere gehört, wirkt in dieser Richtung. Übrigens untersteht das Schilddrüsenhormon ebenfalls dem Planeten Venus, desgleichen natürlich die weiblichen Sexualhormone: Östrogene scheinen das Leben zu verlängern bzw. die Jugendlichkeit zu erhalten.

Wir alle wissen, wie alt Künstler werden und wie jung sie dabei bleiben. Um nur einige wenige zu nennen: die Schauspieler Luis Trenker (auch Regisseur), Heinz Rühmann und Johannes Heesters; die Maler Tizian, Tintoretto, Picasso und Grandma Moses; dazu viele Schriftsteller, Philosophen, Forscher und Dirigenten. Nicht zuletzt hilft, wie das Eingangszitat besagt, eine ausgleichende Lebensweise, bei der in Maßen genossen und mit Freuden gearbeitet wird.

Saturn: Fasten und Unterkühlung verlängern eindeutig das Leben. Das wissen wir aus Tierversuchen und aus Untersuchungen langlebiger Völker (im Kaukasus, in den Anden, in einigen von der Zivilisation unberührten Gegenden Afrikas). Sogar die Injektion von Ionen des Saturnmetalls Kalzium hilft das Leben zu verlängern (weil dadurch der körpereigene Thermostat auf eine niedrigere Temperatur eingestellt wird). – Calcium carbonicum und Barium carbonicum sind homoöpathische Mittel, welche bei »vorzeitiger Vergreisung« angezeigt sind. Und die pflichtbewußten, eher ärmlich lebenden Bergbauern der Anden, aber auch unserer Heimat, leben ebenfalls länger als der Bevölkerungsdurchschnitt.

Jupiter: Zuviel Fett verkürzt das Leben, wie wir ebenfalls aus Tierversuchen und Untersuchungen an Menschen wissen. Desgleichen eine Lebensweise, die derjenigen des Saturn entgegengesetzt ist, also typisch jupiterhaftes Wohlleben.

Es war eine lange Reise durch die Gefilde der Biologie und Astrologie. Vielleicht haben Sie in diesem Kapitel erkannt, wie man als Astrologe denkt, zu welchen Erkenntnissen man gelangt, wie man den etablierten Wissenschaften Untersuchungen vorschlagen und was man für das eigene Leben an praktischen Möglichkeiten herausholen kann. Und das alles nur mit ein paar Planetenprinzipien, einigen Beziehungen zwischen ihnen und dem vertikalen Weltbild!

Im nächsten Kapitel werden wir uns ein wenig mit der Bedeutung von astrologischen Prognosen beschäftigen.

17

Segeln im Sternenwind
oder
Was man von Prognosen erwarten kann

Begegne den Dingen, bevor sie da sind.

LAOTSE

Zur Zeit Ihrer Geburt wurde die Stellung der Planeten in Ihrem Horoskop (und in Ihrem Wesen) eingefroren. Fortan begleitet Sie diese Konstellation als erstarrte kosmische Struktur, die mit Leben zu erfüllen Ihre Lebensaufgabe wäre.

Doch die Planeten am Himmel wandern weiter. Und so, wie sie im Geburtshoroskop miteinander mannigfache Verbindungen eingehen (unter anderem die schon besprochenen Aspekte), so finden sich diese geometrischen Muster auch zwischen den ewig gleichen Planeten des Horoskops und den stets unruhigen Planeten am Himmel. Aus solchen Verbindungen leiten Astrologen Vorhersagen für künftige Ereignisse ab. Denn die in Zukunft auftretenden Muster sind eindeutig vorherbestimmt und daher mit absoluter Genauigkeit vorausberechenbar.

Die so auftretenden, ständig wechselnden Aspekte (man nennt sie *Transite*) werden ähnlich gedeutet wie Aspekte im Grundhoroskop. Als wirksamen Winkel nimmt man hier aber meist nur 1 Grad an. So kommt es, daß Jupitertransite (Aspekte, die der laufende Jupiter mit einem Planeten im Grundhoroskop bildet) etwa eine Woche dauern, Saturntransite einen Monat und die Transite der Planeten jenseits des Hüters der Schwelle bis zu einem halben Jahr oder länger. Solche Aspekte verlängern sich, wenn ein Planet rückläufig wird (ein Phänomen, dessen astrologische Wirksamkeit umstritten ist, weshalb wir in diesem Buch auch nicht darauf eingegangen sind), und so kann es vorkommen, daß beispielsweise Pluto einen Horoskopplaneten mit Unterbrechungen über zwei Jahre begleitet. Die Aspekte der Schnelläufer Sonne, Merkur, Venus und Mars halten nur ein paar Tage an, während der Mond nur stundenweise wirksame Aspekte bildet.

Wie man solche Transite berechnet und deutet, steht in jedem guten Astrologiebuch. (Zur Berechnung können Sie auch unseren Computerservice in Anspruch nehmen: siehe Seite 258.) Ich möchte hier nur auf die Gefahren einer unkritischen Zukunftsdeutung hinweisen. Denn manche Astrologen gehen recht verantwortungslos an die Sache heran. So heißt es, Jupiter bringe Glück, Saturn Krankheiten, Uranus Unfälle, Neptun Schwächezustände und Pluto gewalttätige Angriffe. Natürlich kann das zutreffen. Es kann aber auch ganz anders kommen. Was tatsächlich geschieht, hängt weitgehend davon ab, ob Sie im Sternenwind segeln oder gegen ihn kreuzen, ob Sie die spezifischen Energien, die durch einen Transit freigesetzt werden, nutzen, vergeuden oder gar bekämpfen.

Ein Beispiel: Der wohlwollende Jupiter soll Glück und Gesundheit bringen. Ein Aspekt des laufenden Jupiters zum Mars im Grundhoroskop sollte deshalb einen Energieschub bedeuten. Dieser Mensch sollte sich besonders wohl fühlen, vor Energien bersten und Bäume ausreißen können.

Tatsächlich beobachtet man häufig eine ganz andere Erscheinung: Der Mensch mit diesem Aspekt wird krank. Wie ist das möglich? Ganz einfach: Die Energien sind da, aber es gelingt nicht, sie freizusetzen, zu nutzen. So bleiben sie eingesperrt und richten Unheil an. Ein Organ wird geschädigt, die Temperatur steigt, man fühlt sich lahm statt lustig. Und das alles, weil man vergessen hat, mit dem Strom der Sterne zu schwimmen!

Es gilt bei Vorhersagen also das gleiche wie für das Grundhoroskop: Wer *mit* seinen Sternen lebt, ist gesund, wer *gegen* sie arbeitet, läuft Gefahr, krank zu werden. So sind Prognosen in diesem Sinn auch keine Vorhersagen künftiger Ereignisse (wie in der Physik), sondern Aufforderungen zu einem bestimmten Lebensstil.

Bildet *Jupiter* Aspekte, sollte man jupiterhaft leben, also großzügig sein, soziale Beziehungen knüpfen und ausbauen, innerlich wachsen, den geistigen und gesellschaftlichen Horizont erweitern.

Bildet *Saturn* Aspekte, sollte man sich einschränken, zurückziehen, in der Stille Dauerhaftes schaffen, sein Leben, seine Werke und seine Beziehungen überdenken und einen inneren Halt suchen.

Bildet *Uranus* Aspekte, sollte man das Unerwartete zulassen, sich von den Fesseln der Vergangenheit und eines schlechten Gewissens befreien, Katastrophen als Möglichkeiten zum Neubeginn akzeptieren und Krisen als Zeiten der Wandlung begreifen.

Bildet *Neptun* Aspekte, sollte man dem Unaussprechlichen seinen Platz im Leben einräumen, auf Ahnungen vertrauen, unsichtbare Fühler in die Welt schicken und die Einheit des Kosmos erspüren.

Bildet *Pluto* Aspekte, sollte man sich auf eine große Umwandlung vorbereiten, den Schmutz der Vergangenheit hervorkehren, sich schlangengleich häuten und ein ganz neues Leben beginnen.

Und was macht man, wenn (wie meist der Fall) mehrere Aspekte vorliegen, die einander scheinbar widersprechen? Das war in den Jahren 1987–89 der Fall, als Saturn und Uranus lange Zeit an der gleichen Stelle am Himmel standen. Ganz einfach. Nutzen Sie die kontrastierenden Möglichkeiten scheinbar unvereinbarer Planetenprinzipien je nach Bedarf. Leben Sie bescheiden und zurückgezogen mit Saturn, bis sich ganz plötzlich durch Uranus eine Chance zum Aufbruch ergibt. Aber tun Sie das, was angezeigt ist, und nicht, was Sie im Augenblick um jeden Preis meinen erreichen zu müssen! Die Sterne wissen besser, was Ihnen im Augenblick guttut. Und ihr Urteil sollten auch Sie akzeptieren.

Im letzten eigentlichen Kapitel dieses Buches werden wir von einer ganz anderen Warte an das Thema »Gesundheiten« und »Krankheiten« herangehen, nämlich vom Standpunkt des Heilers. Anders gesagt: Wie sieht ein Heilender im Spiegel der Sterne aus?

18

Wirf deine Krücken weg und geh!
oder
Über die Formen heilender Liebe

Nichts auf der Welt ist dem Menschen mehr zuwider, als den Weg zu gehen, der ihn zu sich selber führt.

HERMANN HESSE:
Demian

Der Kranke leidet seit beinahe vierzig Jahren an einer Lähmung seiner Glieder. Mit unzähligen anderen Kranken lagert er an einem Teich und wartet auf das Kommen des Heilers, von dem man sich Wunderdinge erzählt. Als dieser erscheint, sieht er den Kranken nur durchdringend an und fragt ihn: »Willst du gesund werden?« Der Kranke stammelt etwas von »niemand kann mir helfen« und »ich bin so hilflos«. Der Heiler sagt streng zu ihm: »Steh auf, nimm deine Bahre und geh!« Sofort wurde der Mann gesund (heißt es in dem Bericht), nahm seine Bahre und ging.

Sie wissen natürlich, um welchen Heiler es sich handelt. Nur einer konnte solche Wunder vollbringen. Die Evangelien berichten davon; diese Episode steht in *Johannes 5.*

Keiner von uns kann das, was JESUS den Berichten seiner Zeitgenossen zufolge so wunderbar erreichte: das Heilen anscheinend unheilbar Kranker nur durch die Kraft seiner Worte. Aber ein wenig von dieser Fähigkeit besitzen wir alle.

Schauen wir uns etwas genauer an, wie Jesus dabei vorging und was seine besonderen Fähigkeiten ausmachte.

Als erstes erkannte Jesus immer sehr schnell, was dem Kranken fehlte. Er war ein ausgezeichneter Diagnostiker. Seine Intuition sagte ihm sofort, daß der Lahme nicht an einer *Lähmung* litt, sondern daß es ihm an *Lebensmut* fehlte. Doch Jesus war ein ebenso hervorragender Therapeut. Er erging sich nicht in Mitleid, bedauerte niemanden, schenkte keinem Lahmen Krücken und keinem Blinden einen Stock. Er ging das Problem radikal, also an der Wurzel an. Er forderte den Kranken schlichtweg auf, gesund zu werden, die Hilfsmittel eines bequemen Lebens wegzuwerfen und als aufrechter Mensch durchs Leben zu gehen.

Viele unserer Krankheiten sind ähnlich gelagert. Wir haben oft nicht den Mut zu leben. Also benutzen wir Krücken, meist solche geistiger Natur. Wir klammern uns an Weltanschauungen, selbstgeschaffene Gesetze, eingefahrene Verhaltensweisen und kuriose Vorschriften. Und glauben, wir wären gesund, oder wundern uns, wenn wir krank werden.

Ohne geistige Krücken zu leben scheint äußerst schwierig. Wir neigen dazu, die Welt aus einer Sicht zu sehen, die sich bisher bewährt hat (und *jede* Sicht bewährt sich in irgendeiner Form). Wir lehnen neue Sichtweisen und Verhaltensmuster ab, denn sie verunsichern uns. Und die meisten Therapien machen uns auch nicht freier, sondern zwingen uns, mehr oder minder subtil, die Denkweisen des Therapeuten oder seines Systems auf.

Wie ich in meinem Buch über das Wassermannzeitalter dargelegt habe, wird es in Zukunft keine professionellen Ärzte, nur noch individuelle Heiler geben. Und heilen wird jedermann (»jedefrau«): die eigenen Kinder oder Eltern, Geschwister, Nachbarn, Freunde, Fremde – es gibt keine Grenzen. Jeder wird die Fähigkeit des Handauflegens, des Heilens durch den Geist, durch Gebet und Liebe erlernen. Da dieses Buch auf eine Medizin der Zukunft abgestimmt ist, sollten wir uns auch darüber Gedanken machen, in welcher Form wir diese Heilkräfte in uns fördern und anwenden können. Die Astrologie wird uns dabei helfen.

Wie gesagt, heilen kann jeder, aber auf unterschiedliche Weise. Und alle großen Heiler der Menschheit wußten, daß es nur *eine* Macht gibt, die heilen kann: die Liebe. PARACELSUS drückte das sehr schön aus, als er sagte: *Der höchste Grund der Arznei ist Liebe.* Nur: Was ist Liebe? Jesus war zweifellos eine Persönlichkeit voller Liebe, doch wie er dieses Gefühl in die Tat umsetzte, entspricht nicht unbedingt unseren Vorstellungen. Jesus heilte durch Intuition (Uranus), Direktheit (Mars) und Radikalität (Pluto) – alle drei keine sehr liebevollen Planeten im üblichen Sinn. Was also ist Liebe?

Vielleicht sollten wir bescheidener sein und nicht nach philosophisch-allgemeingültigen Definitionen fragen. Suchen wir lieber eine Antwort auf die Frage: Wann handelt ein Mensch aus Liebe? Sicherlich nur dann, wenn er gesund ist. Und gesund sein heißt nach allem, was wir bisher erfahren haben, sein schlummerndes Potential verwirklicht zu haben. Dann erlangt der Mensch auch Zugang zu den Quellen seiner Energie, und das ist für ihn seine Form der Liebe, die er anderen geben kann – was immer das auch sei.

Kranke brauchen nicht nur liebevoll pflegende Hände (in unserer Terminologie: Mond und Venus), sie brauchen auch Härte, Strenge und die radikale Öffnung eiternder Wunden – alles zur richtigen Zeit. So gibt es auch keinen Universal-Heiler. Aber auch Sie als einzelner, nicht Ausgebildeter, als Privatperson, auch Sie können zu bestimmten Zeiten bestimmten Menschen helfen, sie zu ihrer Heilung anregen, sie auf ihrem Weg in die Freiheit unterstützen. Und vielleicht kann niemand außer Ihnen diesen Heildienst in dieser Form, diesem Menschen, zu dieser Zeit erweisen. Denn es hängt nicht von besonderen Fähigkeiten ab, die Sie als Heiler besitzen (oder vermissen), sondern von den Umständen.

Ein bißchen hilft Ihnen dabei auch Ihr Horoskop. Haben Sie wichtige Faktoren in einem der fixen Zeichen Löwe, Stier, Skorpion (= Adler) oder Wassermann (= Engel) – die Zeichen der vier Evangelisten –, dann besitzen Sie auch die Fähigkeit des Heilens durch Handauflegen. Denn diese Zeichen ermöglichen den ruhigen Fluß unsichtbarer Energien: beim Löwen die Strahlen der Sonne, beim Stier die Kräfte der Erde, beim Skorpion die Ströme der Seele, beim Wassermann die Schwingungen des Geistes. »Wichtige Faktoren« sind die Planeten Sonne, Venus, Mars, Jupiter und der Aszendent; aber auch Merkur und Mond. Je mehr, um so besser.

Ansonsten sind Sie dann ein Heiler, wenn Sie gemäß Ihres Horoskopes leben, im Sinne dieses Buches also »gesund« sind. Wenn Sie *Ihre* Gesundheit kennengelernt haben, können Sie sich auch auf die Art des Heilens – auf die Art der Liebe – konzentrieren, die Ihnen liegt, aus Ihrem Inneren kommt und die Menschen überzeugt. Ob Sie dabei als strahlende Sonnen-Autorität auftreten, als beschützende Mond-Mutter, als wendiger Merkur-Redner, als liebevolle Venus-Gespielin, als unkomplizierter Mars-Kamerad, als großzügiger Jupiter-Förderer, als strenger Saturn-Verpflichter, als irritierender Uranus-Befreier, als kosmisch liebendes Neptun-Medium oder als abgründiger Pluto-Priester – das hängt ganz von Ihnen (und Ihrem Horoskop) ab. Liegt einer dieser Planeten in der Nähe des Horizonts (am Aszendenten oder Deszendenten), dann können Sie seine Energien sicher gut nutzen. Doch meist haben Sie mehrere Möglichkeiten, und Sie müssen nicht immer nur unter *einer* Maske auftreten. Probieren Sie einfach aus, was Sie können, was die anderen überzeugt und was Ihnen Spaß macht. Denn Heilen ist nicht immer eine ernste Angelegenheit. Den besten Erfolg erzielen Sie mit Humor, auch dann, wenn er nicht ganz freiwillig ist, wie die Episode am Schluß dieses Kapitels zeigt.

Was bedeutet es nun, einen Menschen zu heilen? *»Heilung«,* sagt HERBERT FRITSCHE, *»ist die Wiederherstellung der Ganzheit.«* Dazu bedarf es der Selbsterkenntnis. »Da aber«, so fährt Fritsche fort, »kein Ich sich selbst zu erkennen vermag, bedarf es des therapeutischen Eros, um ein Bild der eigenen Gesundheit zu empfangen. Dieses Bild ... ist auffangbar von einem liebenden Du.«

Der Heiler als Therapeut, als Geburtshelfer der Erkenntnis, als Spiegel. Dann soll er auch noch, wie ein indianischer Medizinmann einmal sagte, »ein fröhlicher Mensch« sein, »der selbst schon alle Krankheiten gehabt hat«. Ist das nicht reichlich viel verlangt? Muß man dazu nicht schon an der Grenze dessen sein, was man als »Erleuchtung« bezeichnet – ein Weiser, der Welt entrückt, ein Heiliger, Vorbild für die anderen, ein Asket, fern den Widrigkeiten des Lebens, vollkommen und reinen Herzens?

Das dachte ich auch immer, bis ich eines Abends ein Schlüsselerlebnis hatte, das mich eines Besseren belehrte. Es geschah im Tanzkurs. Unsere ebenso temperamentvolle wie allseits beliebte Tanzlehrerin (aus Argentinien) hatte mich auserwählt, ihr beim Vorführen von Tanzfiguren, die man nicht allein zeigen oder tanzen kann, zu helfen. Mehr schlecht als recht hatte ich mitgemacht, voll banger Hoffnung, auch alles richtig zu machen, voll heimlichen Stolzes, mit ihr auf der Bühne zu stehen und als der große Meister bewundert zu werden, der ich ganz und gar nicht war.

»Wie war das mit der Erotik?« fragte sie in die Runde, (denn der Tango ist ein sehr erotischer Tanz), doch keiner wußte es mehr. »Dann zeigen wir's!« rief sie energisch. »Das ist mein großer Auftritt«, dachte ich. «Reiß dich zusammen, alle schauen dich an, du bist ihr Vorbild.« So nahmen wir Aufstellung und begannen den Tanz. Und von Anfang an lief alles schief.

Erst konnten wir uns nicht darüber einigen, mit welchem Bein der Tanz beginnen sollte, bis sie ein Machtwort sprach. Dann rutschte sie aus, und als sie sich wieder gefangen hatte, fand sie mein Knie nicht, auf dem sie sich kokett zur Ruhe begeben wollte. Um der größeren Eleganz willen verdrehte sie meine Hand und war erst zufrieden, als sie mir beinahe die Knochen zerquetscht hatte. Als ich mich zart über sie beugen wollte (das war der erotische Teil), war sie schon wieder zum Aufstehen bereit. Auch das ging aber nicht synchron vonstatten, denn einmal wollte sie, dann ich, dann umgekehrt. Schließlich standen wir, und plötzlich lag ein Gürtel zu unseren Füßen. Und das war dann das Ende des Tanzes und, wie ich mit Schaudern erkannte, auch meiner Tango-Karriere.

Das Publikum aber reagierte ganz anders, als ich erwartet hatte. Es johlte und klatschte und brüllte »Zugabe!«. Das war ganz toll, sagte mir nachher einer der Tänzer, »wie ihr beide, die ihr immer so tut, als ob ihr alles könnt, plötzlich alles falsch gemacht habt. So haben wir endlich auch das Gefühl bekommen, daß wir nicht ganz so schlecht sind. Und die Atmosphäre gereinigt hat es auch.«

Wie heißt es doch in einem Graffito so schön? »Niemand ist so unfähig, daß er nicht als schlechtes Vorbild dienen könnte.« In diesem Sinn können auch Sie jederzeit als Heiler tätig sein. Viel Glück dabei!

ANHANG

Die Hügel der Zeit oder Wie funktioniert die Astrologie?

Dinge brauchen keine Erklärung. Erklärungen sind immer nur Reformulierungen der Lebenspraxis, niemals diese selbst.
HUMBERTO MATURANA/
FRANCISCO VARELA:
Der Baum der Erkenntnis

Immer wieder werde ich gefragt: Wie kannst du/können Sie als Physiker an die Astrologie glauben? Darauf entgegne ich: Ich glaube nicht an sie, ich praktiziere sie. Ja aber, heißt es dann weiter, wie ist die Denkweise der Astrologie (gemeint ist: ihr Aberglaube) mit der wissenschaftlichen Vorgehensweise der Physik vereinbar? Vielleicht interessiert die Leser, was ein Physiker dazu zu sagen hat. Wie also funktioniert die Astrologie? Ein Erklärungsversuch mit den Methoden und Begriffen unserer Zeit.

Die Astrologie steckt heute in einem Dilemma. Einerseits verschreckt sie die Umwelt mit einem Allwissenheitsanspruch, indem sie behauptet, sie könne alles erklären, ihr Erfahrungsbereich sei die gesamte belebte und unbelebte Welt. Andererseits versagt sie bei der Lösung konkreter und nachprüfbarer Probleme, etwa bei Prognosen.

Immerhin gibt es ernsthafte Untersuchungen von Biologen, Psychologen, Geologen, Medizinern und Rundfunktechnikern, die mit wissenschaftlichen (sprich: statistischen) Methoden einen Einfluß der Gestirne auf das Verhalten von Pflanzen, Tieren, Menschen und Himmelskörpern nachgewiesen haben.

Daß beispielsweise der Mond eine Wirkung auf unseren Körper und auf unsere Psyche ausübt, ist unbestritten, wenngleich noch nicht klar ist, *wie* dieser Einfluß übermittelt wird. Anscheinend wirkt hier die schwächste aller Naturkräfte, die Schwerkraft (Gravitation). Sie bewirkt – über Sonne und Mond – die Gezeiten der Meere und wohl auch diejenigen der Seele.

Auch magnetische Felder scheinen einen Einfluß zu haben. So ergaben Untersuchungen der NASA an trächtigen Ratten, daß unterschiedlich orientierte, aber jeweils sehr schwache Magnetfelder das Verhalten der neugeborenen Ratten beeinflußten. Lebewesen scheinen auf derartige Magnetfelder außerordentlich empfindlich zu reagieren. Ihr Einfluß ist selbst dann nachweisbar, wenn sie nur ein Hunderttausendstel der Stärke des Erdmagnetfelds aufweisen – und das ist auch schon außerordentlich schwach!

Nehmen wir nun an, daß auch die übrigen Planeten des Sonnensystems über wechselnde Magnet- und Gravitationsfelder das Leben auf der Erde beeinflussen, dann können wir unseren ersten Erklärungsversuch so formulieren:

Astrologie ist die Lehre von den kosmischen Rhythmen und ihrem Einfluß auf lebende Wesen. Diese Rhythmen werden durch wechselnde Magnet- und Gravitationsfelder übermittelt.

Gleich tauchen die ersten Fragen auf. Einen Einfluß des

Mondes können wir uns gerade noch vorstellen. Nahe genug ist er ja. Wie aber können so kleine oder weit entfernte Planeten wie Merkur und Pluto eine Wirkung auf den menschlichen Körper oder seine Seele ausüben? Daß sie wirken, hat der Rundfunktechniker JOHN NELSON von der RCA in jahrzehntelanger Beobachtungstätigkeit nachgewiesen. Er entdeckte einen Einfluß aller Planeten bis einschließlich Neptun auf die Sonnenaktivität, und zwar auf Grund ihrer gegenseitigen Stellung. Bildeten die Planeten Aspekte, die in der klassischen Astrologie als »hart« bezeichnet werden, so war die Sonne besonders aktiv, störte damit auch besonders stark das »Radiowetter« auf der Erde. Bei den Aspekten, die traditionellerweise als »harmonisch« gelten, war die Sonne besonders ruhig.

Aber wie soll das funktionieren? Möglicherweise liegt die Lösung in einem Phänomen, das von den Naturwissenschaftlern geleugnet, von seinen Befürwortern heftig verteidigt (aber nicht erklärt) wird. Es geht um die Wirksamkeit homöopathischer Medikamente. Die Homöopathen behaupten: Je stärker das Mittel verdünnt ist (also je weniger wirksame Stoffe es enthält), desto stärker soll es wirken. Das Prinzip lautet also:

Je weniger, desto stärker.

Eine solche Hypothese widerspricht völlig unserer gewohnten Auffassung von Kräften und deren Wirksamkeit. Doch gibt es heute eine mathematische Wissenschaft, die zu Erkenntnissen kam, welche eine solche Hypothese in manchen Bereichen bestätigen: die *Chaos-Theorie.* Bei manchen physikalischen und bei den meisten biologischen Prozessen hat die Stärke eines Einflusses nichts mit der Stärke seiner Folgen zu tun. Eine winzige Änderung kann außerordentlich starke Wirkungen hervorrufen. Ein einziger Tropfen bringt, im richtigen Augenblick, das Faß zum Überlaufen. Oder, wie die Chaos-Philosophen sagen: Der Flügelschlag eines Schmetterlings ändert grundlegend das Wetter.

Nun kommt hinzu, daß Lebewesen anders reagieren als tote Stoffe. Physikalisch werden sie als Systeme beschrieben, die sich weit vom Gleichgewicht entfernt haben. Zur Erfassung solcher Systeme haben die Physiker noch keine befriedigenden mathematischen Verfahren entwickelt. Nur der Chemiker und Nobelpreisträger Ilya Prigogine hat sich mit den eigenartigen chemischen Strukturen beschäftigt, die sich scheinbar aus dem Nichts bilden und ebenso komplex wie stabil sind. »Dissipative Systeme« nennt er sie. Die zugrunde liegenden Prozesse sind aber noch nicht einwandfrei geklärt.

Es sieht nun so aus, als kämen elektromagnetische Informationen von den Planeten zur Erde und auch ins Innere des Menschen. Wie eine solche Informationsübertragung auf der Basis von Lichtstrahlen funktionieren könnte, hat Fritz A. Popp in seinen Büchern geschildert. Das ist aber noch keine Erklärung für eine »Prägung« des Menschen durch Planetenkonstellationen zur Zeit der Geburt. Hier liegen wohl die zwar schwächeren, aber viel durchdringenderen Magnet- und Schwerefelder zugrunde. Man darf nicht vergessen, daß der menschliche Fötus während der Schwangerschaft von der Umwelt weitgehend isoliert ist. Er hört zwar, aber nur über das Ohr der Mutter. Er sieht nicht viel, und nur die Nahsinne (Tast-, Geschmacks- und Geruchssinn) sind aktiv.

So kann es durchaus sein, daß er in seinem fötalen »Isolationstank« die äußerst schwachen wechselnden magnetischen und gravitativen Einflüsse der Planetenfelder wahrnimmt. Im Augenblick der Geburt verschwinden abrupt diese Eindrücke und werden durch weit heftigere ersetzt –

Licht, Kälte, Trockenheit, Lärm, usw. So kann es sein, daß sich die letzte Planetenkonstellation in seinem Körper (im Plasma der Zellen?) eingeprägt hat. Diese Prägung könnte man als *kosmisches Engramm* (ein Engramm ist der stoffliche Eindruck, den eine Wahrnehmung im Gehirn hinterläßt) bezeichnen – und das ist sein Horoskop.

Warum ein komplexes Muster schwacher Kräfte unseren Charakter beeinflussen soll, kann allerdings niemand sagen. Wir wissen ja auch nicht, wie die Gene unser Verhalten beeinflussen. Und wir dürfen nicht in den Fehler verfallen, etwas abzulehnen, nur weil uns die Erklärung dazu fehlt. Das wäre nicht wissenschaftlich.

Vermutlich reicht es nicht, Begriffe und Methoden der klassischen Naturwissenschaften zur Erklärung heranzuziehen. Denn diese orientieren sich immer noch mehr oder minder stark an den Begriff der Kausalität, der Kraft und der Wirkung. Im Bereich der Informationsverarbeitung aber sind ganz andere Faktoren wirksam. Die moderne Physik kennt ähnliche Erscheinungen. Sie spricht von Resonanzen und Phasenkopplung. Ein Laser beispielsweise produziert nur einen außerordentlich schwachen Lichtstrahl, aber dieser ist so stark gebündelt (»kohärent« = gemeinsam laufend), daß er ohne weiteres den Mond erreicht und von dort auch reflektiert werden kann.

Der schon öfter erwähnte Heidelberger Krebsforscher und Biologe Fritz A. Popp hat diese Phänomene im Bereich der menschlichen Körperzellen untersucht und festgestellt, daß hier laserähnliche Erscheinungen auftreten. Licht tritt dabei als eine eigenartige Mischform von Teilchen und Welle auf. Der Schwellenwert zur Wahrnehmung ganz schwacher Signale ist sehr niedrig. Was normalerweise im Rauschen überall gegenwärtiger Störungen untergehen würde, wirkt hier (im Zellbereich) als Signal, das eine Reaktion hervorruft. Wobei nicht die Stärke des Signals ausschlaggebend ist, sondern dessen Form. Auf diese Form reagiert der Mensch (oder ein anderes Lebewesen), er schwingt mit. Das ist das Geheimnis der *Resonanz*.

Auf diese Weise versucht Popp auch, das Phänomen der Wirksamkeit homöopathisch verdünnter Substanzen zu untersuchen und zu erklären. Wenn es dafür eine Erklärung gibt, dann könnte dies auch für die Astrologie zutreffen. Denn astrologische Faktoren wirken, wie schon erwähnt, ähnlich wie die Mittel der Homöopathie: Eine wenig verdünnte Substanz (eine »niedrige Potenz«) beeinflußt mehr den *Körper*. Das entspräche einem nahen Planeten, also dem Mond, dessen Wirkung auch eher flüchtig und körperorientiert ist. Dagegen greifen hochverdünnte Substanzen (»hohe Potenzen«) tief in das *Wesen* eines Menschen ein, können seine Konstitution grundlegend ändern, ihn sozusagen umprogrammieren. Genau das behauptet auch die Astrologie: Der weit entfernte und winzige Pluto soll das genetische Potential des Menschen ändern, ihn also zu einer grundlegenden, tiefgreifenden, weitreichenden Transformation veranlassen.

Das alles klingt einigermaßen plausibel, und ich glaube auch, daß es in dieser Richtung demnächst einige überraschende Forschungsergebnisse geben wird. Dennoch – die Lösung des Problems »Astrologie« liegt meiner Meinung nach ganz woanders. Denn es gibt Phänomene, die mit Kräften, Informationen und Resonanzen nicht erklärt werden können. Die Astrologie ist im Prinzip viel abstrakter als vorhin beschrieben. Was halten Sie beispielsweise *davon*? Ein Astrologe berechnet das Horoskop für ein in gewissem Sinne lebendiges

Gebilde, nämlich für eine Firma, eine Vereinigung oder einen Staat. Und tatsächlich treffen astrologische Charakterisierung und sogar Entwicklungsprognosen zu. Wie sollten hier die Sterne einen Einfluß ausüben?

Wir müssen nach ganz anderen Konzepten suchen, um die theoretischen Grundlagen der Astrologie zu erarbeiten. Diese Suche aber muß zum gegenwärtigen Zeitpunkt zwangsläufig größtenteils auf Spekulationen hinauslaufen. *Eine* Lösung finden wir sicher in den Gleichungen und Begriffen der vereinheitlichten Feldtheorie des deutschen Physikers BURKHARD HEIM. Aber diese Theorie ist bisher noch so unverstanden, daß man schwerlich brauchbare Erklärungsversuche aus ihr ableiten kann.

Einen Zugang zur Astrologie finden wir möglicherweise über ihren Zentralbegriff, die *Zeit.* Vergleichen wir den Zeitbegriff der modernen Physik mit dem der Astrologie (siehe Illustrationen auf Seite 254. In der Physik der Elementarteilchen (der Quantenphysik) wurden physikalisch beobachtbare und meßbare Größen wie Ort, Geschwindigkeit oder Energie in mathematisch höchst komplexe Gebilde umgewandelt. Statt gewöhnlicher Variablen (wie »x« = Ort oder »v« = Geschwindigkeit) wurden daraus sogenannte Operatoren im Bereich der komplexen Zahlen. Das sind reichlich abstrakte und oftmals mehrdimensionale Mechanismen und Formalismen zur Bestimmung der Größe, die uns eigentlich interessiert, also zum Beispiel der Koordinaten des Orts eines Teilchens.

Nur *eine* physikalische Größe wurde bisher davon ausgenommen: die Zeit. Sie ist weiterhin eine einfache Zahl, läuft gleichmäßig und zuverlässig von der Vergangenheit über die Gegenwart in die Zukunft (in seltenen Augenblicken auch umgekehrt) und hat nichts Komplexes oder Geheimnisvolles an sich. Eine angenehme Sache, sollte man meinen. Doch die Einfachheit der Zeit hat einen entscheidenden Nachteil. Abgesehen von einer (durch nichts gerechtfertigten) Asymmetrie der Begriffe kann man die Zeit in der modernen Physik weder beobachten noch messen!

In der Astrologie dagegen sieht die Zeit völlig anders aus. Sie hat nicht *eine* Dimension, sondern viele. *Wie* viele, das hängt von den astrologischen Faktoren ab, die jeweils zur Deutung herangezogen werden. Die Zeit der Astrologen fließt auch nicht gleichmäßig von der Vergangenheit in die Zukunft, sondern nimmt einen komplexen Verlauf in verschiedene Richtungen. Denn das Horoskop bestimmt durch die Vielfalt seiner Komponenten die *Qualität eines Zeit-Punkts*, nämlich des Geburtsaugenblicks. Was die Physiker nicht schafften, erreichten die Astrologen intuitiv: Sie beschrieben »Zeit« als multidimensionales, komplexes Gebilde. Und sie fanden Funktionen (die Bewegung der Planeten und anderer Faktoren) zur Beschreibung dieser komplexen »Temporal-Hügellandschaft«. Somit kommen wir zu einer neuen Definition:

Astrologie ist die Wissenschaft von der Zeit.

Um es noch deutlicher zu sagen: Für den Astrologen ist die Zeit keine Beschreibungs*kategorie* wie für den Physiker (der alle Erscheinungen in Raum und Zeit einzuordnen versucht), für ihn ist sie das *Objekt* der Beschreibung selbst. Jeder Zeit-Punkt ist in der Astrologie vergleichbar einem Elementarteilchen der Physik. Er hat ein Eigenleben und eine Eigendynamik, die ihn von allen anderen Zeit-Punkten unterscheidet. In der Physik ist es völlig gleichgültig, zu welcher Zeit

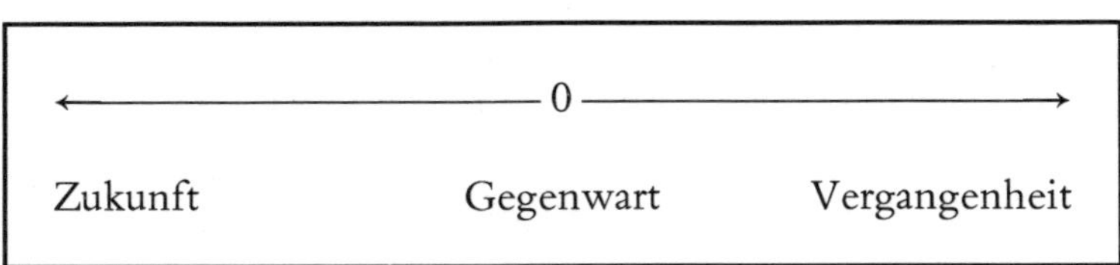

Physikalische Auffassung von »Zeit«: Ein Faden, der sich beiderseits ins Unendliche erstreckt. Der Nullpunkt (hier als »Gegenwart« bezeichnet) wird willkürlich festgelegt. Jeder Punkt und Abschnitt hat die gleiche Bedeutung.

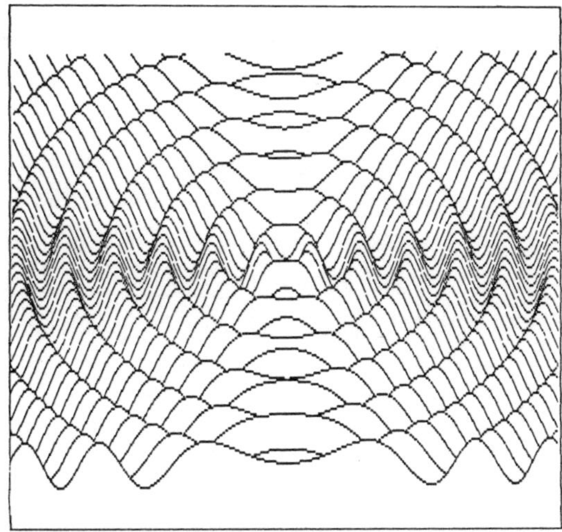

Illustration der astrologischen Auffassung von Zeit: Ein Meer unterschiedlicher Wellen, viel komplexer und unregelmäßiger und mit viel mehr Dimensionen, als es hier dargestellt ist. Jeder Punkt in diesem Meer ist ein Individuum, das sich von jedem Nachbarpunkt deutlich unterscheidet. Man kann das Zeitgebirge in verschiedene Richtungen durchwandern und wird jedesmal ganz neue Welten entdecken.

ein Prozeß abläuft. In der Astrologie hat umgekehrt der zeitliche Beginn eines Prozesses entscheidenden Einfluß auf die Entwicklung des Systems, das zu diesem Zeitpunkt entstanden ist. Alle Systeme, die zur gleichen Zeit entstanden, folgen auch – im Prinzip – der gleichen Entwicklung.

Das Wassermannzeitalter wird so manche Überraschungen bieten, und die Astrologen als die Kartographen der Zeit werden daran entscheidenden Anteil haben!

Literaturhinweise

ABEL, E. L.: *Die geheimnisvollen Kräfte des Mondes.* Heyne, München 1978. (Wie der Mond die Zyklen der Pflanzen, die Rhythmen der Tiere und die Psyche der Menschen beeinflußt.)

AREHART-TREICHEL, JOAN: *Biotypes.* W. H. Allen, London 1981. (Eine sehr gute Einführung in die Charakterkunde der Krankheiten. Wer neigt zu Krebs, Zuckerkrankheit, Bluthochdruck oder Rheuma?)

Bibel. (Im Neuen Testament finden sich zahlreiche Stellen über die Heilertätigkeit Jesu, unter anderem: Matthäus 9; Markus 6, 7 und 8; Johannes 5.)

DAVIES, PAUL: *Mehrfachwelten.* Diederichs, Köln 1981. (Eine gelungene und allgemein verständliche Darstellung der Theorie der Mehrfach- oder Parallelwelten von einem kompetenten Physiker.)

DEAN, GEOFFREY, und MATHER, ARTHUR: *Recent Advances in Natal Astrology.* Recent Advances, Isle of Wight 1977. (Enthält die wichtigsten statistischen Untersuchungen zur Astrologie, insbesondere die Ergebnisse der fünfundzwanzigjährigen Beobachtungstätigkeit des Rundfunktechnikers John Nelson.)

DIAMOND, DR. JOHN: *Der Körper lügt nicht.* Verlag für angewandte Kinesiologie, Freiburg 1983. (Gibt eine schöne Übersicht über die chinesischen Meridiane, für das westliche Denken aufbereitet: seelische Bedeutungen, Druckpunkte zur Aktivierung, Beziehungen zum Muskeltest.)

EVERTZ, ULF: *Wer stirbt wann und wie? Astrologische Statistiken.* (Leider immer noch unveröffentlichte Untersuchungen, die Medizin und Astrologie revolutionieren könnten.)

FRITSCHE, HERBERT: *Der Große Holunderbaum*; *Die unbekannten Gesundheiten*; *Die Erhöhung der Schlange*; *Der Erstgeborene; Iatrosophia.* Alle im Burgdorf-Verlag, Göttingen 1987, 1983, 1984, 1984. (Alles höchst empfehlenswerte Bücher des Mystikers und Homöopathen, besonders »Der große Holunderbaum« und »Die unbekannten Gesundheiten«.)

GAUQUELIN, MICHEL: *Die Wahrheit der Astrologie.* Aurum, Freiburg 1987. *Die Uhren des Kosmos gehen anders.* Scherz, München. (Wichtige Bücher zu den statistisch einwandfreien Untersuchungen eines Psychologen über den Einfluß der Planeten auf Charakter, Beruf und Karriere der Menschen.)

GEISLER, GERT (Herausgeber): *Paramedizin – Andere Wege des Heilens.* esotera Taschenbuch, Bauer, Freiburg 1984. (Überblick über alternative Heilverfahren aus aller Welt.)

HAND, ROBERT: *Planeten im Transit.* Hugendubel, München 1982. (Für denjenigen, der sich mit Prognosen beschäftigen will, das beste Buch, sehr umfangreich und praxisbezogen.)

GLEICK, JAMES: *Chaos – die Ordnung des Universums.* Knaur, München 1988. (Eine gute Einführung in die faszinierenden Erkenntnisse der Chaos-Theorie.)

HEIM, BURKHARD: *Elementarstrukturen der Materie.* Resch, Innsbruck 1984. (Ein Buch des – fast unbekannten – Schöpfers einer einheitlichen Feldtheorie der Materie, das ich guten Gewissens niemandem empfehlen kann, weil es keiner versteht. Leider existieren populäre Darstellungen seiner revolutionären Gedanken nur in Form handkopierter Manuskripte.)

KLEIN, NICOLAUS, und DAHLKE, RÜDIGER: *Das senkrechte Weltbild.* Hugendubel, München 1986. (Eine gelungene Einführung in das für die Astrologie typische Weltbild der Planetenprinzipien, die sich durch die Hierarchien des Seins erstrecken.)

LAOTSE: *Tao Te King.* Diederichs und andere Verlage. (Der listige Weise aus dem Reich der Mitte führt uns über Paradoxien des Denkens in die Welt der ewigen [aber durchaus auch im Alltag verwertbaren] Weisheit ein.)

NELSON, JOHN: → Dean

ORBAN, PETER: *Astrologie als Therapie.* Hugendubel, München 1986. (Eine originelle Darstellung der Möglichkeiten eines astrologischen Therapeuten.)

POPP, FRITZ A.: *Biologie des Lebens.* Verlag für Ganzheitsmedizin, Essen 1986. (Für den Fachmann: Wie tauschen Zellen Informationen über Laserblitze aus? Ebenfalls empfehlenswert: *Möglicher Wirksamkeitsnachweis homöopathischer Heilmittel über die ultraschwache Lichtabstrahlung biologischer Systeme.*)

PRIGOGINE, ILYA, und STENGERS, ISABELLE: *Dialog mit der Natur.* Piper, München 1981. (Eine halbwegs verständliche Einführung in die seltsamen Phänomene dissipativer [= lebendiger] Strukturen.)

RIPOTA, PETER: *Astromedizin.* Mosaik, München 1986. (Geht auf die technischen Details astromedizinischer Analysen ein. Zugleich eine kurzgefaßte Einführung in die Astrologie und die Deutung von Horoskopen.)

RIPOTA, PETER: *Die Geburt des Wassermannzeitalters.* Goldmann, München 1987. (Was erwartet uns in den nächsten zweitausend Jahren auf allen Gebieten des Lebens?)

SAKOIAN, FRANCES, und ACKER, LOUIS S.: *Das große Lehrbuch der Astrologie.* Droemer-Knaur, München. (Eine gute Einführung in die Grundlagen der Astrologie.)

SHERWOOD, KEITH: *Die Kunst des sprituellen Heilens.* Bauer, Freiburg 1984. (Der bekannte amerikanische Geistheiler erklärt, wie es funktioniert und wie man es selbst macht: heilen ohne Medizin, nur mit Händen und psychischen Kräften.)

VINCENT, LOUIS-CLAUDE, und andere: *Kongreßbericht König-*

stein. Société Internationale de Bio-Electronique Vincent, 1978. (Hier finden Sie alle Forschungsergebnisse der französischen Bioelektroniker.)

WALDFELS, ALVIN C., und KILROY, K. K.: *Der Phantomspucker. Der Phantomspucker schlägt erneut zu.* Bled Pub. Press, Traun bei Linz o. J. (Lassen Sie sich überraschen!)

WEEKS, DAVID JOSEPH, und WARD, KATE: *Eccentrics. The Scientific Investigation.* Stirling University Press, Scotland, 1988. (Alles, was Sie schon immer über die Spinner der Gesellschaft wissen wollten, sich aber nicht zu fragen trauten. Hier erfahren Sie, warum Uranus-Menschen glücklicher sind und länger leben – zumindest in Großbritannien!)

Wenn Sie ein computerberechnetes Horoskop, eine astromedizinische Analyse oder Transite (Prognosen) für ein Jahr – wie in diesem Buch erwähnt – erhalten möchten, wenden Sie sich bitte an:

Peter Ripota, Dom-Pedro-Straße 6, D–8000 München 19

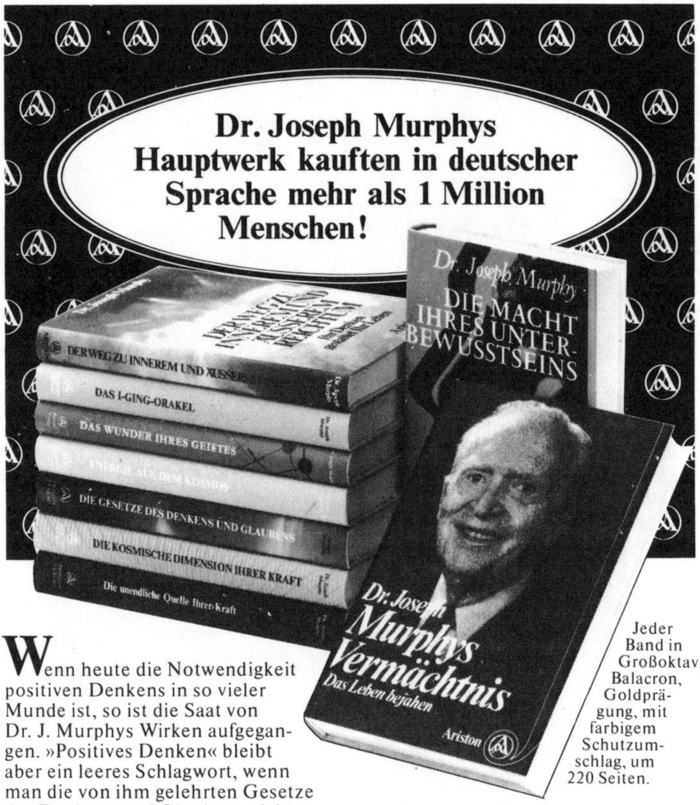